心の健康を育む
ブレインジム

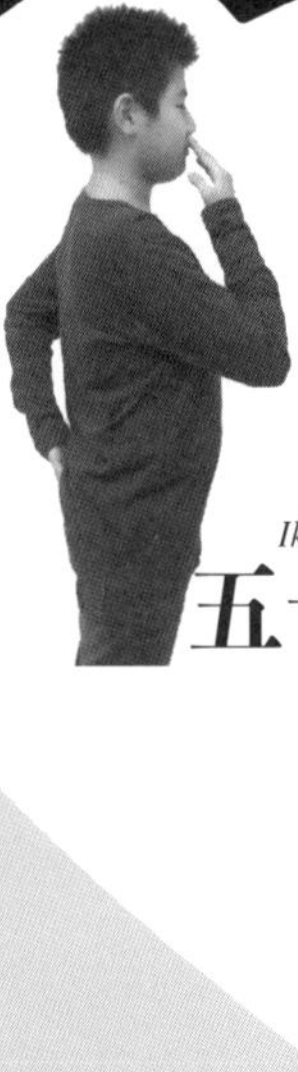

自分と
出会うための
身体技法

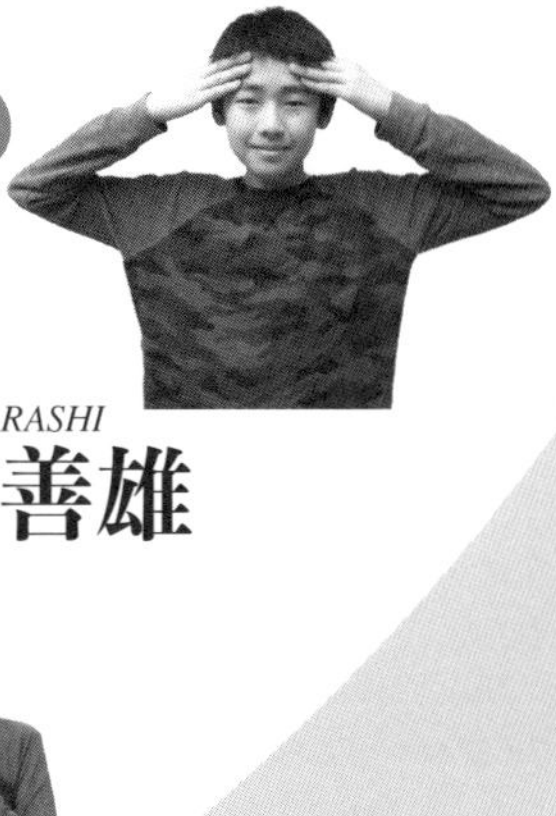

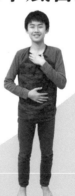

Ikuyo IGARASHI　Yoshio IGARASHI
五十嵐郁代・五十嵐善雄

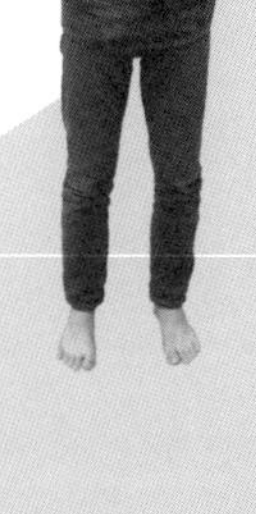

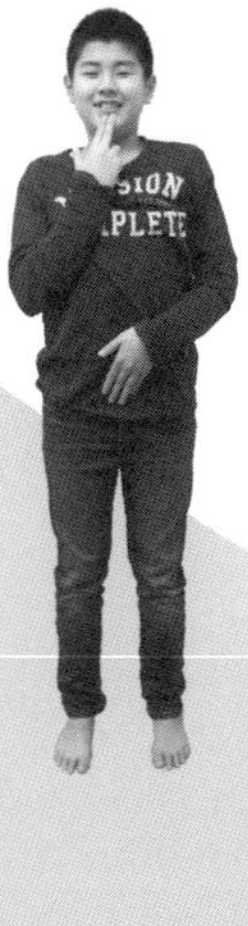

農文協

まえがき

この本は、農文協から、当初、心の不調にセルフケアとして使うためのブレインジムについて書いてほしいと依頼されたものです。専門家ではない一般の人に、セルフケアとして使ってもらえる技法の一つとしてブレインジムを取り上げて下さったのは、大変嬉しいことであると同時に、教育プログラムであるブレインジムについて、治療現場で使っていることを、誤解なく正確に伝えられるかどうかの不安もありました。誤解されないで伝えるためには、読者にはある程度の専門知識や心の成長に関わるときの態度を理解してもらいたいと思いました。

専門家が治療に携わるときには、はじめは治療的関わりを必要とします。患者さんも、自分がどうしていいかわからないので、専門機関を訪れて専門家を頼りにする他ありません。しかし、いつまでも専門家に依存して自分の生き方を決めてもらうほどに関わってもらう訳にはいきません。治療者は、治療がはじまるや否や、患者さんがどのように自立し成長してここから離れていくのだろうということを、よく話を聴きながら想像し、自分で自立できるようにお手伝いをしていくことを考えます。このことが、精神科で教育的に関わるということだと考えています。

教育的に関わることが精神科で必要だと思うのは、生きる目的が不明瞭になることで、アイデンティティが混乱して、抑うつ状態を呈して精神科を訪れる人が増えているように思うからです。生き方の混乱は病気ではないので、薬物の服用よりも、いろいろな人との対話や身体を動かして悩むことのほうが、よりよい対処方法ではないだろうかと考えています。自分の人生は、自分で悩み苦しむ必要があります。

ブレインジムをしてどうなるの？　と考える人もたくさんいるでしょう。ブレインジムをおすすめするのは、ブレインジムで全脳状態（脳が健全にフル活動している状態）を保てば、動いていてもじっと座っていても、落ち着いて考えることができるようになるからです。それだけでも自分の人生に向き合いやすくなります。

どんなに優れた技法でも、技法は技法でしかありません。自らの人生にどういった態度で臨んでいるかが、大変大切です。人生の流れの中で、どのような場面にどういう技法を使いたいのか、その文脈をはっきりと捉えて、その中で使っていくことが重要であることを忘れないで下さい。状況も人も絶えず変化しています。人や物や状況との関係性を見つめて、さらに、全体像を見つめられるようになるために技法を使うこともできれば、それらを土台にして、自分の人生と向き合うために技法を使うこともできます。

今年（二〇一七年）のはじめに開かれた「海外派遣自衛官と家族を守る会」の会合で、「万一、ＰＴＳＤになるような状況が起こったとして、そのＰＴＳＤを改善したら、その人はまた現場に戻っていけるのですか？」という質問をした参加者がいました。すべてのＰＴＳＤの治療は、まず、安心・安全の場の提供を目指すことです。安心・安全でいられる保証がないとＰＴＳＤを改善することは無理です。また、人には本能として利他の心が宿っているという学者もいます。私は、「非行少年へのカウンセリング」という講義で、「どんな子にも良心は芽生える」という話を聞きました。暴力のある現場に向かう人は、守らなければならない家族や信念のために自分自身を犠牲にするかもしれない恐怖に立ち向かわなければなりません。ＰＴＳＤを発症した愛あふれる人が、人為的に起こされた人との争いの中に、戻っていけるのでしょうか。そういう場合には、どのような技法を用いても、ＰＴＳＤの心の状態を改善することは大変困難だと思います。ブレインジムもそうです。だから、人の命を奪うことを正当化するような信念を、人びと、とりわけ子どもたちに植えつけてはならないとつくづく思います。

特段にブレインジムをしなくても、ブレインジムの動きを知って、自分の日常生活の中で普段行なっている動きにブレインジムの動きを重ね、それを意識して行なってもらうようになれば、これほど嬉しいことはありません。また、心を扱う領域にいるコメディカルのスタッフにも、自分の限界を感じたときに、少しだけでいいですから、身体を使って動いてみてほしいと願います。そうすると、世界が変わることがあるのに驚くでしょう。

心の不調に陥ることは、大変辛いことですが、ブレインジムという身体技法を使うことで、その辛い体験を、自分の人生と向き合い、新たな意味を見出すきっかけにしていただければ幸いです。

五十嵐　郁代

心の健康を育むブレインジム●目次

第二章　心の不調を抱える方の通院治療のポイント

〈五十嵐善雄〉

第三章　心とからだ、心と心を繋げるブレインジム

〈五十嵐郁代、五十嵐善男〉

第四章　ブレインジムが役立った事例——診療記録から

〈五十嵐郁代〉

第五章　ブレインジムの効果をあげるポイント

〈五十嵐郁代〉

第六章　さまざまな職場のブレインジム使用体験

4　刑務所で活きるブレインジム……207
大阪保健医療大学准教授　作業療法士
ブレインジムインストラクター　足立一
障害受刑者に役立たせる　207／Dさんの場合（三〇歳代、男性、自閉症スペクトラム障害）　208／Eさんの場合（四〇歳代、男性、知的障害）　209／刑務所でも遊び心が活きる　210

5　構音障害がある
自閉症スペクトラム障害児への
ブレインジムを活用した言語療法……212
田中北梅田クリニック言語聴覚士
ブレインジムインストラクター　都築昌子
発音に障害のあったFちゃんの事例　212／症例　213／初診時の言語症状　213／訓練計画　213／訓練経過　214

6　クライエントの不調に
ブレインジムがどう役立ったか
――治療および治療者のセルフケアへの導入……215
山口県こころの医療センター
臨床心理士　米田一実
半信半疑ながらやってみた　215／クライエントだけでなく治療者にも効果がある　216

7　ブレインジム101と家族療法
――身体感覚の復権……217
山口県立こころの医療センター
精神科医　加来洋一
身体感覚を介したコミュニケーションの「文法」　217／家族療法の中で生きるブレインジム　218

あとがき　220

第一章

心の調子について考える

1　心の不調とは？

心は目に見えない

心って何でしょう？　心は目に見えません。外に表現される言葉がその人の心でしょうか？　行動こそが、その人の本当の心なのでしょうか？　いや、姿勢や表情こそが、その人本来の何かを見せているのでしょうか？

目に見えないものを扱いたいがために、学者たちは昔から苦労してさまざまな心のモデルを作って何とか心に近づこうとしてきました。行動こそが心の表われだとして、行動から心を見ようとしてきた学者もいます。しかし、言うこととすることや考えていることが真反対の人もいて、行動や言葉ばかりが人の心を表わしている訳ではないようです。体型から性格を分類しようと試みた人もいれば、人相から人格を読み解こうと試行錯誤してきた人もいました。かなり当たっていると感じることも多いですが、信頼度は一〇〇%とはいきません。

フロイトやユングという名前なら、ほとんど誰でもが知っていることでしょう。フロイトは心を扱いやすいように、精神分析という精神療法にいたる学問の礎を築きました。西洋では東洋と違って、自分の中にある「個」を大事に扱う考え方が主となっているようです。それでも、精神分析の世界では、人の心は独立してあるだけのものではなく、周囲の人の影響を受け、関係性の中にあって変化するものと捉えられてきました。

筆者は人の心を知りたくて世界のいろいろな場所に旅し、体験したことのない自然や風土、そこに芽生える文化や宗教などに触れる機会を多く持っています。チベット仏教の世界に何度か旅しました。

チベット仏教の世界では、「色即是空、空即是色」と言って、目で見える肉体よりも目に見えない心を大事にしています。心は実体のない空っぽのものである、玉ねぎの皮をむいていったら中には何もありはしないように、空も青く見えるけれども近づいてみると青い空はどこにもないように……。ブッダは何千年も前に悟りを開いて、そういうことを、仏教哲学として弟子たちに語りました。人の悩みというのは滅びていく肉体への悩みだけではなく、悩みのほとんどが人と人との繋がりの中にあるとし、それをどのようにやり過ごすか、ブッダは説きました。そのブッダの説いた心のあり方は、弟子から弟子へと伝えられ、今でもその繋がりは生きていることになります。

人間は社会的な動物です。だからこそ、罪悪感や自責感が生じます。狼の中で奇跡的に一定年齢まで育った子を人の中に戻すのは、大変困難だったそうです。このように人は環境や文化の影響を受けて、心は繋がり（ネットワーク）の中にあります。自分であるはずの心が、自分以外のものによっても成り立っていることなどを考えれば、人生の途上で、私って何だろうと自分の存在について考える時間を持つことがあるのも当然な気がしてきます。また、喜びと哀しみ、怒りと悲しさや罪責など、真反対に思えるいろいろな感情が同時に自らの内に起こってくることもあります。そのように、心は多重で多側面を持っていて、相反する心の状態が同時に存在する場合もあり、さまざまな方法で自分の心を守っています。そして、時と場合によって、それらは現われたり消えたりして、一筋縄ではいかないようです。

心は脳にある？

このように動的な心を静的に捉えようとすることが、一体全体、どの程度、理に適うことになるのでしょうか？　それでも人は、心を捉えようとして科学を発展させてきました。

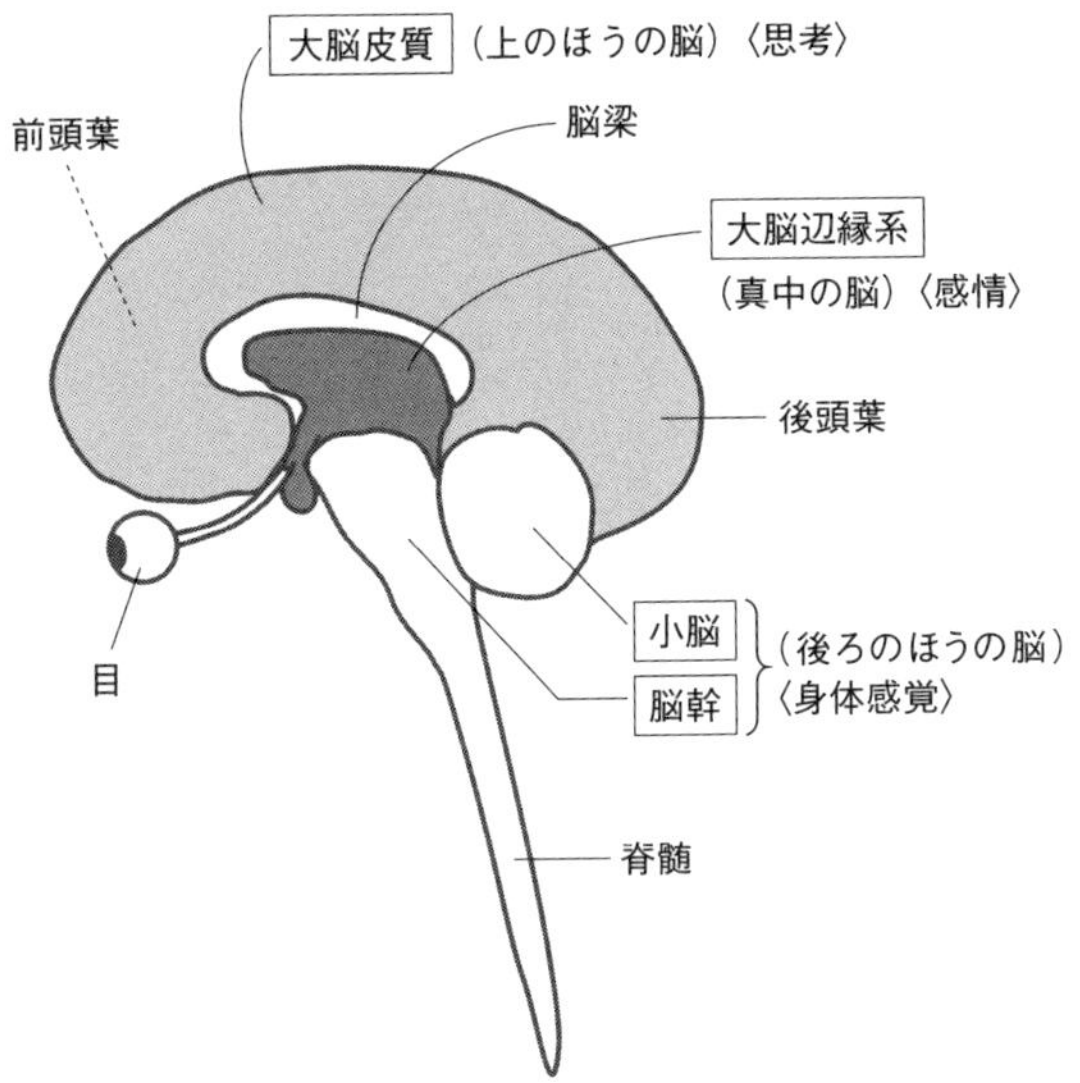

図１　脳の三層構造

最近では、画像で身体の内なる部分を見ることができる装置が発達しています。そのため、脳から心を見ようとする脳科学の分野が急速に発展しています。脳を大雑把に理解してみましょう。脳は三層構造からできています。生命を維持継続する身体機能の基本を司っている脳幹部（小脳を含めた後ろのほうの脳）、外界からの知覚の入力により外界の安全や脅威を感じて感情的なものに繋げる大脳辺縁系（真中の脳）、情動をどのような感情として理解するか、それにどのような意味づけをして自分なりに納得して将来の脅威に備えたり安定をもたらしたりするか、言葉を駆使する思考のための大脳皮質（上のほうの脳）です（図１）。

さらに脳は、左脳と右脳とに分かれています。同じ大脳皮質でも、言語に関わるところは主に左脳にあります。左脳は、表現する脳です。時間的・直線的な性質があり、新たな文脈を作り出す、計画を立てるなどの働きをします。右脳は、受容的な脳です。空間的・

全体的な性質があり、人との関わりに加わったり、目新しいことに気づき、体験したことを手に入れたりするなどの働きがあります。このように左脳と右脳との役割はまったく違い、大脳皮質では、脳梁という神経束を通して二つの情報が繋がることで、一つの人格ができることがわかっています。左半身は右脳からの、右半身は左脳からの神経支配があります。一般に脳は頭の中にのみあるものと思われがちですが、中枢神経系としての脳は、脳幹から続いて脊髄としてお尻のほうまであり、髄液に包まれています。これを合わせた全体が脳と言ってもいいことになります。末梢神経の中でも感覚系の知覚神経は脳神経と言われて直接脳幹部に接続し、手足などを動かす運動神経は脊髄を通して外部からの信号を上部の脳に送っています。

母の胎内にいるときや生まれた後のたくさんの外部からの刺激が、目や耳や鼻や口や皮膚や関節や筋肉を通じて情報として脳に送られ、体験となって人の心を形成していきます。一人ひとりすべて違うこのような体験が、「私」を作っていくのです。

色について考えてみましょう。色は視覚的な刺激として、どこでもいつでも同じだと思われがちです。赤は炎の色なので暖かく感じ、青は海の色なので冷たく感じるという感覚は、人類共通のものかもしれません。しかし、自然の中にある色も、場所によって光を受ける時間や量が違うため、少しずつ周波数が違います。森の色、水の色、太陽を表わす色などは、その人が育った場所によって微妙に違うので、身体感覚も違ってきます。また、文化的な背景や個人的なエピソードによって好まれる色も違うでしょう。だから、色を感じる身体感覚も、すべての人に共通する感覚が、はじめから決まっているのではなく、さまざまな生活体験の中から「私」固有の感覚として身についていくもののようです。

「私」を作っている記憶はどこにある？

では、「私」を作っていった身体感覚を私たちがすべて記憶しているかというと、そうではありません。トール・ノーレットランダーシュが書いた『ユーザー・イリュージョン――意識という幻想』という本の中に、人は身体に入ってくるいろいろな刺激の一〇〇万分の一ほどしか意識しないという記述があります。人は、そういった感覚からの刺激を含めて、過去の体験を身体に落とし込んで忘れていることのほうが多く、記憶される出来事のほうが少ないようです。自分について一番わかるのは自分のはずなのに、自分は自分をわかっているつもりになっているだけだということかもしれません。

カール・プリブラムという脳生理学者は、ネズミの脳のどこに記憶があるか特定しようとしたそうです。しかし、細かく探しても特定の記憶が特定の場所にあるということを見つけることはできませんでした。記憶は全体にあり細部に留まっている訳ではありませんでした。意識と無意識とをすべて含めた全体性が、心に匹敵するものかもしれません。

記憶されているものだけではなく、記憶はないが〝身体の感じ〟として残っているものも含めて「私」を作っています。身体に残る何か懐かしい感じを、ジェンドリンは『フォーカシング』という本の中でフェルトセンスと呼びました。また、茂木健一郎は、『脳とクオリア　なぜ脳に心が生まれるのか』という本の中で、私たちが世界を感覚するときに媒介となるさまざまな質感のことを、クオリアと呼んでいます。このフェルトセンスやクオリアという身体に残る質感を含めて、私たちの心はできています。現代社会では、このフェルトセンスなどの身体感覚が薄れつつあることが、コミュニケーション障害に繋がっているのではないかと、将来の人間社会のあり方に警鐘を鳴らしている人もいます。

養老孟司は、『バカの壁』という本の中で、身体を置き去りにすることの愚を述べています。言語療法においても、思い出せない深層の記憶を扱いたいときには、イメージなどを用いて身体感覚を変化させると治療が進むこともあります。イメージできない人や身体感覚の乏しい人は、現実に存在する身体を動かしていくと記憶が蘇ってきて、楽に物語ることができるようになることもあります。心を扱ううえで、身体感覚や身体は、そのくらいとても大切なものです。

身体と心の自由さ不自由さ

ただし、どんなに身体が不自由になっても、心は自由でいることができます。ハンセン病に罹りながら、詩作を通じて自らの心を社会に発信し続けた人がいます。身体の障害を持ちながら、芸術や科学分野に優れた活躍をしている人もたくさんいます。

最近、水俣病の患者さんの様子をテレビで見る機会が続きました。神経が侵され脳が侵されて、自分の身体を通じて自分の意志を表現できなくなった人がいました。しかし、周囲の人や家族から大切に支えられているその人からは、人としての美しい心が立ち現われるのを見ることができました。この目に見えない人と人とのネットワークも、心の現われた状態なので、筆者は心と呼びたいと思います。

脳にダメージが起これば、人格が変わったようになるのは事実ですが、脳と心は同じだと考えていいかどうかについて、いろいろな意見があるでしょう。それは心をどのように定義するかによるのかもしれません。

せん妄状態で意識障害に陥った末期《まつご》の人が、壊れたレコードのように訳のわからぬ言葉を繰り返していたときに、残っている力と声を振り絞るようにして「やめて」と言ったり、〝自分は壊れているので話すことができない〟というサインを、表情で伝えたりしようとしたのを見聞きした体験があります。また、興奮して暴れている患者さんに対して、精神病院の職員がどのような態度をとったか、状態が改善した後に、その患者さんに話を聞くと、そのときのことをよく覚えているという話を聞いたことがあります。心をどう捉えるのかは、本当に難しい課題のように思います。

余談ですが、では、肉体が滅びると心はどうなるのでしょう。死んでから生き返った人はいないし、臨死体験をした人の言うことも、どこまでが普遍性があって、どこまでが個人的な体験なのかわかりません。チベット仏教では、輪廻転生が根幹思想になっているので、死んだ後でも解脱するまで何度も新たな命を生きる必要があります。精神科医の中井久夫は、肉体が滅びたときと、その人を知っている人が亡くなったときと、人は二度死ぬと書いています。たぶん、心は目には見えずとも、そうやって命から命に繫がっていくものだと思います。それが、生きるためには、「個」でありながら「繫がる」必要がある人の脳の役目だと言うこともできるでしょう。

生体リズム・自然治癒力・脳の神経可塑性

月の満ち欠け、潮の満ち干にも変化があるように、人の状態にも波があります。人間も自然の一部で、その波に自分を合わせながら年を重ねていきます。寒いところに行けば、体温の放出は少なくなり、その一方で体温が高くなる機能が働きます。病原体が侵入すると、免疫という病原体への抵抗力が活発に働きます。人には体調の波を正常に戻す自然治癒力がもともと備わっているので、病気や不調の改善を目的にした薬を含めた医療技術は、この内なる自然治癒力を引き出すように使うのがよいと思います。減塩の必要のある人もたくさんの汗をかけば食塩が必要です。すべてのことを、悪いことと良いこととの二つに明確に区別することはできません。その場、そのときのバランスをとることが必要です。大事なのは、自分の身体からの情報を、しっかりと感じられるように修練しておくことかもしれません。

脳は、生まれたときから変わらずに生存を持続させる役割を担っている部分もありますが、食欲や体温調節ですら、生後のさまざまな環境や体験に適応した機能を獲得することで、それぞれの脳が作られていく部分が大きいのです。このような脳の性質を「脳の可塑性」と呼びます。神経可塑性とは、自分の活動や心的体験に応じて、脳が自らの構造や機能を変える性質のことです。「脳という臓器の機能も再生する」「脳も変化できる」と知ったのは、三〇年前にテレビで見た「脳」に関する特集番組でした。その番組には、脳血管障害により、身体が麻痺して言葉が出てこなくなった六〇歳代の妻を、夫が一生懸命看病している姿が映っていました。はじめ、この女性の脳画像は死滅している箇所が大きく黒く映り、「だから」身体に障害が残り、言葉も出なくなったという説明でした。ところが、妻のリハビリへの夫の助けと本人の努力によって、女性はある程度、麻痺が改善し、言葉も話せるようになっていきました。回復後の脳画像には、以前の画像と比べて変化が見られました。専門家によると、脳細胞が生き返った訳ではないが、機能回復のために神経ネットワークの再編成が起こり、バイパスができているということでした。今では脳リハビリも普通になってきたようですが、三〇年前にはそういった話は画期的なことでした。

同じ頃、アルゼンチンでも、重度のてんかん発作を起こす子どもに右大脳半球切除術が行なわれました。半分の脳しかない子どもが、どうやって普通の子のように成長していけるかということでしたが、懸命のリハビリの結果、片方の脳がもう一方の脳の代わりを果たすようになり、認知障害は少し残りましたが、健康な子に遜色がないほど回復しました。年齢が小さければ小さいほど、こういうことが可能になります。日本の某国立大学医学部でも、脳血管障害による軽度痴呆、軽度うつが手首や手指の刺激で改善することに、統計的な証拠を出しています。ラットでは、大脳皮質の細胞の再生も認められて、生まれてから変わらないと信じられてきた脳も、変化することがわかるようになってきました。

心の意味を共有できているか？

また脳には「般化」という働きがあります。例えば、犬に噛まれることで、どんな犬にも恐怖感を持ってしまうようになることです。「人が怖い」と訴える人の話を聞くと、対人場面で上手くいかなかった体験が尾を引いて、関係が上手くいかなかった人への恐怖感だけでなく、その人以外の「すべての人が怖い」に変わっていることがあります。この場合、人との関係で上手くいったことを探して意識してもらい、「『人』が怖い」という表現の仕方を「○○さんが怖い」という表現に変えてもらうだけでも、少しずつ「特化」されてきて、状態がよくなっていきます。手足を事故で失う体験をした後でも、いつまでも失った手足があるような感じを持つこともありますし、外傷は治癒しているのに痛みだけが残っているように、脳が勘違いを続けることもあります。「般化」という脳という臓器の特徴にも、心の不調を改善するヒントがあるのでしょうか。

「心」という言葉の意味を、皆が共有できているのかどうかはわかりません。脳と心と身体、言葉と心とからだ、本当はそれらを厳密に定義しなければ、混乱が生じるのかもしれません。

心の変化を捉えるための五つの側面

何はともあれ、心の変化に気づくためには、もう少し具体的にわかりやすく心を捉える必要があります。数年前から保険適用が可能となり、医療機関で扱ってもらえるようになった心理療法として、認知行動療法があります。そこでは心を五つの側面から捉えることで、心を理解しようとしています。その考え方はわかりやすいので、その考え方を使って、心の調整について考えたいと思います。

その五つの側面とは、状況（環境・記憶）—認知（考え）—感情（気持ち）—身体・身体感覚—行動です。この五側面は、互いにそれぞれ影響し合っているといいます。つまり、このうちのどれか一つでも改善すれば

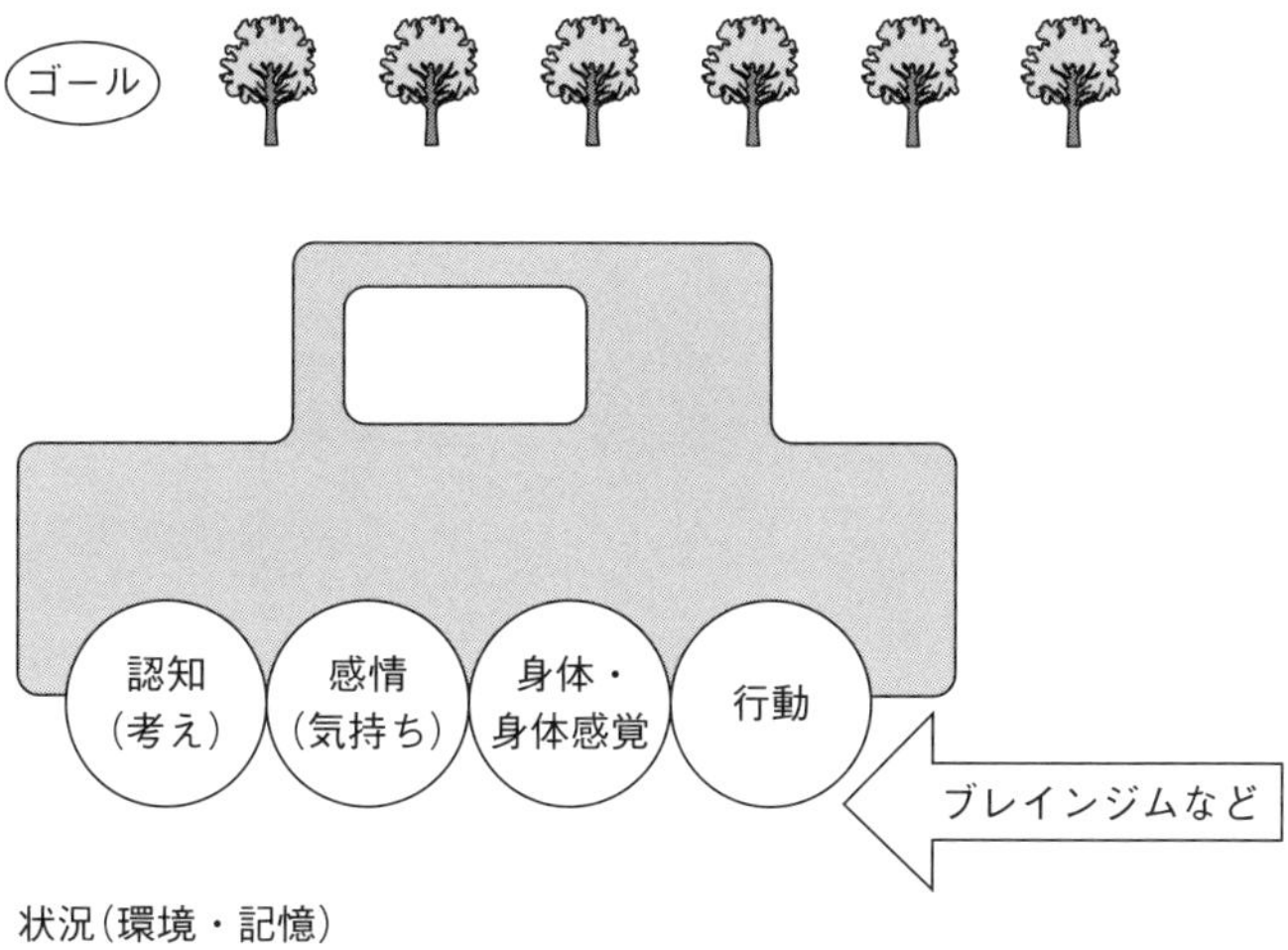

図2　心の変化を捉えるための５つの側面

〈普通の状態であれば〉、その他の側面にも影響が行き渡り、全体として改善がなされると考えて差し支えないということです。

つまり、身体感覚が心地好いと感じることができれば、感情（気持ち）も自分に対する認知（考え方）も変わるということです。身体感覚、感情、認知が変わって行動に変化が現われれば、状況を変える力が湧いてくるかもしれません。そうなると図2で表わしたように、すべての車輪がよい方向に回りはじめます。脳科学者のアントニオ・ダマシオは、「情動が感情を通じて思考に侵入する」というソマティック・マーカー仮説を提唱しました。情動には、表情や姿勢など、身体に表われるものを含みます。

一〇年前くらいに、看護師やソーシャル・ワーカーなどと一緒に、会社員四〇人弱くらいの集団に、リラクゼーションのための臨床動作法を施したことがあります。事前と事後にアンケートをとりましたら、すべての人が多かれ少なかれ身体のリラックスを体験できました。その中に二人ほど、事前アンケートで自分に対する否定的認知（例えば、自分はダメだ）を書いていた人がいました。その二人は、事後のアンケートで、真反対の肯定的認知（例えば、自分は自分でいい）に変化していました。ほんの二〇分程度の動作法でからだを気持ちよくさせることが、自己肯定感に繋がっていったのは、すごいことだと思いませんか？　そう思うと、情動としての身体・身体感覚を改善することを通じて生活を変えていこうとすることは、意味のあることだと考えます。

心の不調を感じるとき

〈普通の状態であれば〉という条件をつけたのは、はじめに書いたように、心というのは複雑な繋がりの中にあるため、大きなトラウマとなる出来事を被った場合、この五側面の繋がりがバラバラになることがあるからです。バラバラになっていることにすら気づけないこともあります。それを「解離」と言います。そうなると、五つの側面が繋がっていないので、どれか一つだけ改善しても連動して全体を制御するには、相当に注意が必要となります。

そういうことも考慮しながら、五側面のどれかを制御できなくなったか、あるいはすべてを制御できない状態になったときに、人は心の不調を感じると考えたいと思います。

図2のように、私たち自身を車に例えると、一つでもタイヤがパンクしたときや、道路に不都合が生じたときなどに、車のハンドルが上手く制御できなくなると、心の不調が起きると考えることもできます（もちろん、エンジン故障、バッテリーがあがるなど実際にはたくさんの不都合が生じるのでしょうが）。どのタイヤもしっかり動いてさえくれれば、道路状況が悪くても、車のハンドルをしっかり握って人生という道路を走ることができます。障害物があまりに大きいときには、誰かの力を借りないと、車を動かすのは難しいこともあるかもしれません。

思考を制御できないというのは、真反対の二つの考えを両方とも持ったまま、自分でどちらかを選べない状態、あるいは、たくさんの考えがゴチャゴチャに混在して整理整頓できない状態、その中からどれを選んでいいかわからなかったり、決断できなかったりする状態などの場合が考えられます。二つの真反対の考えがあるときに、どうしたらいいかわからなくなって動けなくなる状態を、「アンビバレンツ」とか「葛藤」などと呼び、感情を制御できないことにも繋がります。

記憶がなくなり、自分という人間について考えられないときにも、心の不調は生じます。生まれて歩んできた人生を完全に覚えている人はほとんどいませんし、脳はもともと忘れるようにできているそうなので、忘れるのはある程度当たり前だと考えてもいいと思われます。しかし、自分というものがない感じにおそわれると、大変不安になります。

感情が制御できないというのは、怒りが爆発する、涙が止まらなくなる、笑いが止まらなくなる、イライラや不安が抑えられない、深く気分が落ち込むなどの、自分で自分の感情をどうにもできない状態です。

身体・身体感覚の制御不能とは、ちょっとした音に恐怖感を感じるなど、身体感覚が鋭敏になりすぎる状態や、逆にすごい騒音に一人だけ平気で鈍感になりすぎる状態、注意が内に向かないで身体感覚を何も感じず、クオリアやフェルトセンス（15頁）を持てない状態などを言います。身体を思うように動かせない、まるで自分の手でないかのように手が勝手に動いたり震えたりして止まらなくなる身体の制御不能、睡眠リズムや鼓動のリズムなど、いろいろなリズムが崩れて制御が効かなくなっている状態も、ここに入れていいかと思います。

行動が制御できないのは、食べたくないのに食べるのが止まらない、逆に食べられない、などの摂食障害、甘いものや、コーヒーや酒などの嗜好品を取りすぎてもやめられない、買い物やギャンブル、アルコールに中毒症状を示す依存症などで、健康に悪いとわかっていても制御がきかない状態だと言うことができます。なんで自分がそうしたいかわからないのに、頭を壁にぶつけたり身体に傷をつけたりすることもあります。

図2（19頁）で示した車全体が、どの方向に向かいたいかを自分でもわからない状態、つまり、自分の人生を制御できない状態にいると見なすこともできるでしょう。

適応の結果としてのストレス反応への対処過程

環境やさまざまな出来事に自分を適応させるときには、不安や緊張が生まれます。これをストレスといいます。適度の緊張は、その人を前進させる力になります。テストや試合などでのほどよい緊張は、それに取り組む力になってくれて、上手くいけば自信に繋がります。しかし、必要以上な不安・緊張はプレッシャーとなり、悪いストレスを生みだします。身体が固くなって試合で上手くからだが動かなかったり、試験中に頭が上手く働かなかったりします。生活の中で力を入れなければ乗り越えられない場面では、緊張して力を入れる必要があるかもしれません。しかし、その後、必ず緊張をといて、弛緩させておく必要があります。緊張と弛緩をバランスよく制御していくことが大切です。

自分の本意ではないのにそうなってしまったという状況に遭遇して、心の制御がとれなくなるという場合もあるでしょう。例えば、事故で大怪我をしたり、重篤な病気になってしまったりする場合などです。このときにも自らの内にさまざまな心を感じる中で、その状態になったことはいたしかたないことであるという、不本意な状態を受容できる心へと制御することが大切になってくるかもしれません。何とかしたいと頑張りすぎる心を超えて、しようがないことはしようがないと受け止める心も、また必要になることがあります。状況をよく見極めて何とかしようと踏ん張りすぎず、心のバランスをとり、制御をはかることも大事です。

人が何かを失ったときに心がどう変化していくかを、喪失体験の過程と言います。喪失体験も一つの適応の過程なので、大きなストレスが伴います。トーマス・H・ホームズ&リチャード・H・レイが、変化に適応しなければならないストレスのリストをつくって、社会再適応尺度と名づけました。それによると、一番ストレスの大きかったのは配偶者の死で、配偶者が死んで一年以内に残ったパートナーが死ぬケースが、同じ年代の人に比べて一〇倍も高かったというのは有名な話です。激しいストレスは、身体にも非常に大きなダメージを与えます。

ストレスの原因となるものをストレッサーと言います。セリエのストレス学説の中で「汎適応症候群」と名づけられた、ストレッサーによって生じた一連の反応は、はじめは病的状態の矯正という目的で起こってきます。しかし、これが過度になると、高血圧、胃潰瘍、リウマチ性疾患などを引き起こし、稀には死にいたることがあります。ここまでひどくなくても、何かの悩みが続くと、頭が痛くなったり、お腹が痛くなったり、下痢をしたり、逆に便秘になったりします。肩が凝ったり、背中が痛くなったりするときもあります。このように不安・緊張は、心の表われとして身体に感じる状態です。逆に身体が不調なとき、何もする気が起きなくなります。

喪失体験の過程で有名なのは、キューブラー・ロスが『死ぬ瞬間』という本の中で、死に向かう心の状態を五段階に分けた考え方です。まず、自分が死ぬということに同意できない段階で、否認・隔離と言います。次に怒りがきます。「なぜ、自分が死ななければならないのか」と周囲に感情を表出する段階です。さらに、取り引きを試みる段階がきます。死なずにすむためにはどうすればいいのだろうと考えます。それから、どうしようもないことを悟って気分が落ち込む抑うつの状態がやってきて、最終的に自分が死出に赴くことを受け入れる段階がやってきます。この過程がすべての人にこの順番で現われるかどうか、受容にいたるまでにどのくらいの時間がかかるのかは個人差があり、不明です。しかし、多かれ少なかれ、心というものは行きつ戻りつしながら、同じような段階をたどって最後に受容に向かいます。私たちは常日頃、自分の命に限りがあるということをあまり考えません。自分だけは死なないと思っているようです。しかし、そのことも実際には生きることの助けになっています。

心と身体を制御することとバランスをとること

こういう状態を考えると、制御できない状態というのは、～しなさすぎとか、～しすぎとか、振り子のようにどちらかの極端な状態にいたり、自らの意志ではバランスを保てない状態であったり、自らが何をどうしたらいいかわからない状態であったりします。制御不能感が短期間で終わればいいですが、それが慢性的に続けば、不安、イライラをもたらし、抑うつ状態となり、無力感を伴って、何もする気力がなくなってしまいます。どの人にも波はありますが、その波の高低差が激しくなって制御不能となり、心の不調を感じてしまいます。

意識して何かを制御するということができなくなったときに、先述の五側面の中の身体・身体感覚に目を向けて、身体の側面からアプローチすることができます。心を楽にするために、呼吸に注目した瞑想が、ストレス低減に効果をあげるという証拠が、最近になって出されています。精神修業の世界では、脳の働きがよくわかっていなかった何千年も前の時代からすでに行なわれてきたことですが、身体に目を向けることが非常に大事なのだということを、科学の世界が認めるようになってきました。

自分が、両足を揃えて両手に重いバケツを持ってバランスをとろうとしているやじろべえになったと想像してみて下さい。平坦な安定した場所に両足を置いてバランスをとるのと、尖った岩の頂点でバランスをとるのとでは、どちらがバランスをとりやすいと思いますか？　通常は、平坦な場所に立っているほうが最小のエネルギーでバランスはとりやすく、これこそが制御されていると考えられます。ほとんどの場合、まさにこれこそがバランスをとることで、バランスをとることが制御することに繋がると思えます。ほとんどの人は、バランスをとることで心の安定に繋がっていきます。こういうクライエントの支援や治療は、スムーズに自立に向けて進みます。

ところが、一筋縄ではいかないのが人の心です。精神科に来院される一部の人の中には、危ういはずの尖った岩の上のほうがバランスをとりやすいと感じる人たちがいます。平坦な場所にいると不安を感じ、危ういところのほうが安定していると感じるのです。不思議です。どういうことでしょうか？　特に病理レベルの深い人は、このアンバランス状態から抜け出せないことも多く、長年のアンバランスの習慣の中で、制御していることもよくあります。アンバランスを好んでいる人でも、バランスがとれると余計なエネルギーを使わずに楽に自分という車を操作できることに気づくことはできます。しかし、不慣れな状態というのは、同時に不安状態を引き起こします。心から納得してバランスをとろうとしないと、バランスをとって一時的に元気が出たように思えても、すぐにエネルギーをたくさん使う元の慣れた状態に戻って、制御できなくなってしまうことがあります。

そういうことから考えると、制御できるということと、バランスがとれるということは同じことではないということになります。バランスを欠いた状態でも、多大なエネルギーを使って、その状態を抱えながら制御することも間違っていることではありません。〝その人がどのように生きたいか〟が大切なことであって、サポートする周囲が、その人がどう生きればいいかを決めるということではないのです。心の不調を改善するとは、周囲から見て、そういう人の不可思議な部分を、他人が何も考えないでバランスをとれるようにすることではないと思っています。

自分を変えずに他人を変えることはできない

自分を変えずに他人を変えることで自分の心の不調は改善するというように、間違って捉える人をときどき見受けます。他人を変えることは難しいことです。他人が変わってくれると、心の不調もなくなり穏やかに過ごせることもあるでしょうが、他人が自分で変わろうと思わなければ、他人を変えることはできません。人のせいばかりにしないで、他人を尊重できるような思いやりの心を持てるように自分の心を統制する必要があり、自分が変わっていけば、他人も変わる可能性はあります。これは人間関係を上手く保つ秘訣でもあります。

人との関係を築くのが下手で、上手くなりたいと思っている人は、まず自分の心を統制して安定させる必要があります。もちろん、慈愛をもって他人を見つめることができても、本当にどうしようもない他人がいる場合もある訳で、そういう場合は、そういう人と距離を置くしかないかもしれません。いずれにせよ、他人の車を思い通りに走らせるのではなくて、自分の車を調整することで、どのような道路状況でもものともせずに、自分の車を走らせたいものです。

心の病気とは？　心の健康とは？

心の病気とは、どういうことでしょうか？　また、心の健康とは、どういうことでしょうか？　病気と健康の間に明確な線引きはできるのでしょうか？　悩みは病気に繋がるのでしょうか？

からだの病や怪我は、ほとんどの人にさまざまな不安を引き起こします。経済的な不安などは、社会や周囲の人の手助けを必要とします。適切なサポートがあると人の不安は癒されます。不安を持つことが、すぐさま病気には繋がりません。日頃から自分の人生について考えて生きてきた人は、死に向き合う必要が生じても、不安が高まってどうしようもなくなることもないでしょう。しかし、自分以外のこととなると、どうしようもなく落ち着きを失くすこともあります。親しい誰かを亡くす体験をすると、気分が落ち込みます。抑うつや不安が酷く不眠が続く場合などは、複雑性悲嘆と言って早めに専門家に関わってもらうほうがいい場合もあります。喪失の悲しみに向き合うことで、はじめて自らの死に向き合う人もいるかもしれません。

若いときには、とりわけ自分の死を考えることは億劫でもあり、怖いことでもあるかもしれません。また、人は死から逃れることはできないので、それを忘れて、病気になるのではないかということばかりに心を奪われると、心は不安で一杯になり、バランスは崩れて心の制御ができなくなります。日頃から後悔しない生き方を考えて行動する必要があるでしょう。喪失体験を通して思慮を重ねてきた人は、自らの生き様に真剣に向き合えるようになるし、健康と病気の境界をしっかりと把握できるように思います。ネットワークの中にある見えざる心は、その恐怖や不安を和らげてくれます。

ところが、人間は本当に複雑で悩ましい存在だと思います。散々自分の生を考えた末に、たまに死を選ぶ人がいます。こういう場合、死に向かうことを考えるのは、病気のせいなのでしょうか？　自分が生きるのも死ぬのも最終的に決めるのは自分、という厳しい自己決定の中に心の統制はあるのでしょうか？　死にたいという気持ちや考えの中身は多様です。多くの人はそういう気持ちに陥ったときには治療の対象となる場合であり、改善したときには「本当に生きていてよかった」という言葉を聞けます。その言葉を聞いて、心の専門家たちはまた仕事に励むことができるのです。しかし、生きてほしいと強く願っていろいろ状況調整に奔走しても、何ら状況が変わらず、その人を理解しようとすればするほど混乱してしまうこともあるかもしれません。心から命を大事にしてほしいと願う専門家として、どう考えてよいか、動揺することもまったくない訳ではありません。

生きる目的がわからなくなったCさん

筆者は、そういうクライエント（来談者）と出会ったことがあります。大学生だったCさんは、多量服薬で何度か救急車で病院に運ばれていました。医師から、「小さい頃から、家族の一人からかなりの暴力を受けていたと聞いた。恐怖感が持続して、話があちこちに飛び、筋が通らないので整理整頓してもらいたい」と紹介されてきました。白板に話を書きながらまとめていくと、三〇分たった頃には整理整頓して話せるように変化しました。両親は心配しているようでしたが、本人の話を真剣に受け止めきれないように見えました。Cさんは、当クリニックから遠方に住んでおり、通院は不定期で間が開きました。実家や下宿近くの医療機関をいろいろ訪れて処方薬をもらうのですが、どこに行っても薬の効果がなく医師と合わないので、なんとか時間を作っては当クリニックに、ときどき姿を見せました。

Cさんは、「生きる目的がわからない」と言いました。とりあえずは大学卒業を目標に頑張っていました。その間に、家族との関係が上手くいくようになることや、その後の生きる目標ができることを祈って面接を続けました。ボーイフレンドもできました。Cさんは、「人が楽しいと感じられることをすべて経験してみる」と言いました。「もしあなたがいなくなったら彼はどう思うだろう」と聞くと、「悲しむと思う」と言って涙があふれましたが、「どうして涙が出るのかわからない」「自分のことを非常に大切にしてくれている彼と一緒にいても、人が楽しいという何をしても、楽しいと感じることができない」と、Cさんは訴えました。そのような中でも、TFT（41頁）やリラックス技法を使った直後は少しすっきりしました。しかし、家庭の状況は変わらず、リラックス感は長続きしませんでした。あるとき、ブレインジムのクロス・クロール

(88頁)を一緒に行なうと、大して動いていないのに「疲れた」と言って椅子にぐったりと座り、背中を丸くして二つ折りになり、動きを継続しようとしませんでした。

その間、筆者は、Cさんのやるせなさを感じ続けていたので、大学の相談室や両親に手紙を書きました。大学の相談室からは、すぐさま返事が届きました。両親も来院して下さいました。しかし、そのような努力の甲斐もなく、大学卒業後しばらくして訃報が入りました。Cさんの死後、母親から、「本人が当クリニックの治療者と出会えて本当によかったと心から喜んでいた」と聞けたことだけが救いとなりました。Cさんのことは一生私の心の中にあるので、私が死ぬまでCさんの命も私の中で生き続けるでしょう。また、この文章を読んだ人の心の中にも、Cさんは生き続けるかもしれません。Cさんの人生からのメッセージは何だったのか、それもまた考える必要があるでしょう。言葉に表わせない虚しさが一体何から生まれたのか。本当に必要な心からの愛とはどのようなものなのか? おそらく、個人や家族形態を作り、支えている社会が変わる必要があり、社会のあり方が変わらなければ、医療的関わりだけではCさんの心は満たされなかったような事例です。

人が生きるために、生きがいというのは大切なことで、誰にでも生きる意味は存在すると思っています。人はこうした生きる意味を感じられなくて、抑うつ的になることがあります。こういったことについては、V・E・フランクルがナチス収容所での体験を通じて『夜と霧』という本の中に「人間が生きることには、つねに、どんな状況でも、意味がある。この存在することの無限の意味は、苦しむことと死ぬことをもふくむのだ」と書いています。

自分らしさを発揮できる身体になること

環境によって作られる部分が大きいと言えども、自分の心は、他の誰のものでもない、自分のものになっていきます。小さな頃の心は、お母さんなどの家族と分かつことは難しいですが、成長しながら心を自分のものにして、自分らしさを表現するようになります。人間はもともと他人がいなければ生きることができないのは周知のことです。赤ちゃんは、誰かからミルクや温もりをもらえないと死んでしまいます。人は、人間関係を紡ぐ中で自分を生きるように作られているのです。存在する文化において古来のリズムにのっとった普通の日常生活を送れることは、心を安定させる大事な要因となります。

そういう集団の中で自分の個性を発揮し、役割を分担する必要が生じたときに、所属する文化や風習が自分らしさを表現できないとしたら、心の不調を感じる人が出てくるのも無理はありません。同じ価値観やルールで動いている共同体の中で、一人だけ変わった考えや行動をとると、周囲からその人はおかしい人だと見られて病気扱いされることもあります。周囲からおかしいと言われ続けると、自分はおかしいのだろうかと思うようになることもあり、心に不調を生じることにも繋がります。自分がいる場所や時代について、自分がどのように考え、感じ、行動するか、本当に人それぞれです。

たとえ所属集団のルールを大事にする必要があったとしても、人それぞれという部分も大事にしないと、自分のことを何が何だかわからなくなって、心が不調になることもあります。例えば、自分はボクシングがやりたいと思っているのに、女の子だからそういうことをするなと言われて自分の目標を断念するとき、結婚を決意した人がいたのに家柄が違うからと反対され周囲がすすめる他の人と結婚して幸せとは言えない状態になったとき、受験のための勉強をしたくないのにしなければこの家族や社会では生きていけないと言われ頑張るけど追いつかない場合などもそうです。自分で自分の人生を考えたり決断したりできず、自分が自分でなくなった様子で診療所を訪れる人もいます。そのような場合、その人の心に同調できる誰かが必要となることもあり、身体の動きを共にするほうが、言葉だけを交わすよりも、他人の心に同調しやすいと考えています。

自他境界という言葉があります。身体の境界が不明瞭になるということは、自分の身体を動かしているのは、自分なのか、他人なのか、区別できず混乱することを意味します。私たちには、いつでもそのような状態が生じるのです。他人の手を自分の背中に置いてもらうと、はじめは他人の手だと認識できたものが、相手の体温と自分の体温との区別がつかなくなり、そのうち手が溶け込んだようになって、自分の身体と他人の手の区別がつかなくなります。

自分であるということは、自他境界をしっかり保ち、今ここで何を見、聴き、匂い、味わって行動しているか、地に足をつけて自分の中にしっかり留まっている必要があります。そのためには、重力に抗える筋力も必要ですし、怖いものに出会う体験からも、自他の距離の取り方を覚えていく必要があります。どちらにしても、自分であるということが身体の中にしっかり根づいていれば、心は安定して危険に備えることができます。

スポーツなどばかりではなく、身体を使った、心を安定させてくれる技法も利用して、一人ひとりが自分と他人を大事にすることができるならば、心ある社会に変化してくれるのではないかと淡い期待を抱きます。ただし、状況を変えることができなければ、身体を使うだけで心の不調を改善することは難しいこともあることを書き添えておきます。

心が不調に陥ったときに自分を見つめること

心が不調に陥ったときには、はっきりとした対象のある悩みなのか、問題が山積みした混乱状態か、漠とした不安か、落ち着いて考えてみましょう。大抵はきっかけとなる悩みがあり、葛藤があって、問題を整理できず、自分を統制できる感じを失ったり、世界と自分との関係のバランスを上手くとっている感じを失ったり、その感じが持続したりしているときに、心の不調を感じるのではないでしょうか。漠とした不安を訴える人にも、よく話を聴いていくと、必ずそうなった出来事があります。診療所に相談にくる人の中にも、自分でそのエピソードを脇によけたり、記憶に蓋をしたりしているので、他人があれこれ手を尽くしてしっかり話を聴かないと、不安の素に気づけない人も結構います。もちろん、不安への対処について突き詰めて考えても、どうしようもない場合はよくありません。不安の素に気づき、それを認めながらも、曖昧なことを曖昧なまま心の中に配置して抱えておける力が必要となる場合もあるでしょう。

ただし、人はあれこれ詮索して結論を出すことが多いようですが、心が不調になる原因は一つではありません。単細胞の生物とは違って、脳内神経ネットワークは複雑で、原因と結果は一対一で対応してはいないので、問題を整理整頓できず、心の不調を言葉にして話せなくなることも稀ではありません。子どもの場合、言葉での表現が未熟なので、心の不調をどういうふうに言葉で表現していいかわからず、泣いたり、わめいたりするしかない場合もあります。子どもがそのまま大人になったような人でも、同じことが起こります。

いずれにせよ、心が不調となる体験は、感覚器や運動覚から脳に情報がインプットされたものであるので、まず、身体の不調と感じることが多いのです。もしかすると、〈身体は心の不調を招く前の防波堤の役目〉を果たしているのかもしれません。だとすると、身体の不調は心の不調の兆しだととることができ、身体が不調だなと感じるときには、身体技法を使って楽な身体に変えておけば、心の病気にもなりにくいと考えることもできます。身体や心の不調を抱えて積もり積もらせると病気になるので、まめに不調を降ろしておくことが大事になります。つまり、身体技法は、心の病気にいたる前の予防として使えると考えることができます。むしろ、予防としての身体技法のあり方をもっと模索して推進していく必要があるのではないでしょうか。

単純に表わすことはできませんが、ストレススケールを使って考えてみます。楽な状態を〇《ゼロ》とし、辛い状態を一〇とします。あるとき、一〇の状態になって、そのまま毎日一〇を感じ続けると、一週間後には七〇になります。ひどく重い状態です。一〇になったときに不快感を五まで降ろすことができ、毎日その作業を続ければ、一週間後には辛い状態はまだ一〇です。辛いけれど、はじめと同じ状態なので、病院に行って万一、お薬が出ても量は少なく、早い時期に軽快がみられるでしょう。辛い状態が一〇になったときに三まで不快感を降ろし、毎日不快感を降ろす作業を続ければ、一週間後は辛い状態はまだ五で、はじめの半分の不快感ですんでいます。そうすれば病院に行かないですみ、誰かに相談に乗ってもらったりして、自分でもっと楽になることができるでしょう。どうしようもない気分になると、身体を動かすことすら億劫ですが、どうしたら自分を立て直すことができるか、その方法を知っておくことは、とても大事なことなのです。

2 相談できる人はいますか?

一人では難しい問題の整理

診療所に来院される患者さんは、困っているはずなのに、問題について明確にできていない人が多いです。深い心の傷を持っている人は、言葉で表現するのが大変難しいこともあります。まずは、自分の抱えている問題について話せるかどうかということは、とても大事なことです。

自分の問題を整理して、問題について理解している人は、客観的に冷静に自分を見つめることができると推測されるので、相談できる人に話すだけで気持ちが軽くなるでしょう。自分で考えもしなかった他の人の価値観や創意工夫された対処方法を聞くことができるかもしれません。自分の問題が整理できずに、何がどうなっているか混乱している人も、人の言うことを傾聴してくれる信頼できる人を見つけて、話を聞いてもらい、混乱状態を整理するだけで、すっきりすることもあります。話したときには楽になるが、話すだけではよくならないという人は、早めに専門家を訪れてみるのも一つの方法です。

話を聴いてくれる人、信頼できる人がいない場合、第二章を参考にして、周囲にいい相談機関がないか探してみて下さい。まず、精神保健福祉センターの相談窓口に電話をかけて聞いてみるのが、手っ取り早いかもしれません。自分の聞きたいことや言いたいことを、箇条書きでいいですから書いておくと、短い時間を有効に使えます。専門家は、話を聴く訓練ができているので、上手に混乱状態を整理し、何が問題でどうなったらいいのかを、はっきりとさせる手伝いをしてくれます。問題は整理できたけれど、状態が改善しない場合は、病気のほうに針が振れていることもありますから、服薬を含めた専門的な関わりを求めて、医療機関に行く必要があるかもしれません。

心の不調を自覚できないとき

心の不調を自覚できていない人もいます。そういうときには、家族がぎりぎりまで我慢せず、自分の心配事として早めに相談してみましょう。

「問題」のまったくない人生はほとんどありません。精神科で患者さんとして訪れる人、あるいは連れてこられる人の「家族」や「その人を取り巻く環境」に接すると、誰しも何らかのストレスフルな物事を多かれ少なかれ抱えていることがわかります。もちろん「悩みはない」と言う人もいます。とても前向きな考え方の持ち主で、重荷になるような物事を処理する能力が非常に高かったり、ストレスの抱え方がすごく上手かったりする人は、本当に「悩みはない」のかもしれません。

しかし、悩んで来院する人の中に、問題を問題として見ようとしない人が、しばしば見受けられます。見ようとしないというより、気づかないようにする心のあり方を維持していると言ったほうがいいのかもしれません。それは問題が生じたときに、自分の心を守ってきたやり方です。問題として取り組もうとしない人、考えないですむ習慣を持っている人、気づけない状況に育った人は、大きなストレスに接したときに破綻が起きやすいと思います。問題が生じたときに、なぜ心が不調になったか理解できないのは、考え方の微妙なズレが習慣化し、そのズレを当然だと思っているために、ズレに気づくことができないことも考えられます。また、来談者以外の家族全員の思考が微妙にズレて会話がかみ合わず、それに無力感を味わって精神科に来院する人も見られます。家族や一族、とりわけ両親の置かれた立場に歴史を絡めて広い視野で見直すことで、自分への理解を深めることができて心が楽になることもあります。

物事をさまざまな側面から見ること

自分の抱える問題を問題として、時代背景や家族について、広い視野で見直すときには、一人の人や、一つの物事を一面的に見ないで、良い側面も悪い側面もあるという多面的かつ多重的な見方を獲得するのがいいと思います。診療所にいると、自分を捉えている偏見や因習などの考え方から解放されるだけで楽になるだろうと思われる人に出会うことも、少なくありません。しかし、「その考え方の癖を変えたくありませんか」と問うと、「変えられません」と答える来談者もいます。偏見や因習から解放されるためには、思考が硬かったり視野が狭かったりする家庭や地域に留まらないで、専門家やその他の考えを持ついろいろな人と出会って、それらの人と話し合って、違う見方や価値観を知るのもいいでしょう。ただし、いたずらに愚痴ばかりこぼしているようなインターネットの掲示板にはまると、視野狭窄がますますひどくなるので気をつけてもらいたいと思います。

そういう意味で、専門家も含めて信頼できる人を探すことは大事です。それらの人たちと時間をかけてたくさん話をすると共に、ゆっくりと少しずつブレインジムなどの身体技法を実践するといいでしょう。ときには、頑固さを少し緩めるために、少量の服薬が役に立つ場合もあります。身体も健康で、愛し愛される人のネットワークの中にいることが自覚できると、命をもらえたことに対する感謝の気持ちや慈愛の心を持てるようになっているのに気づけます。このようにして、自分の人生によい循環が生まれて、生きる喜びを持てるようになります。

3　心の不調を和らげることと心の健康度を高めること

心の不調を感じられますか？

あなたは、心の不調を感じることができていますか？　心の不調で精神科に訪れることになる人は、実はこの不調を感じるスイッチの具合が悪くなっています。完全に電池切れして、にっちもさっちもいかなくなるまで、心の不調に気づけないのが実情です。

うつ状態も、心が不調だと感じる前に、食欲不振に陥ったり、疲労感がひどくなったり、眠れなくなったり、まずは身体の不調として感じます。そういうときには、身体を休めるのが一番です。だからといって、いつも寝て過ごすのがいいという訳ではありません。ジョン・J・レイティの『脳を鍛えるには運動しかない！』という本の中に、さまざまな心の不調には、運動することが効果的なことが詳述されています。うつ病の治療でも、英国国立医療技術評価機構では、軽度から中等度の状態では、軽い運動が役に立つことは、すでに認められています。そのくらい、身体を気持ちよく保つことは大切です。身体をリラックスさせる動きとして、ブレインジムの動きも使うことができます。

どうやって心の不調を改善していますか？

もし心が不調だと感じたとして、どうやって心の不調を改善していますか？

人が使うストレス対処方法をいろいろ聞いてみると、おそらく一番多いのは相談できる人に連絡して話すことです。二番目以下は、誰かと食事に行く、美味しいものを食べる、音楽を聴く、好きなことをする、漫画を読む、映画を見て泣いたり笑ったりする、とにかく町をさまよう、大声をあげる、ジムに行って走ったりプールで泳いだりなど、身体を動かすことなどがあげられています。最近はネットの掲示板を見続ける人もいるようですが、自分の不調がよくなっていると感じられればよいですが、あまりおすすめできない場合も多いようです。安心して信頼できるネットワークを見つけましょう。

心の健康度を高めることに注目！

心の不調にばかり気をとられないで、心の健康度を高めることに注目することが大事です。そうすると、いつのまにか不調が改善しているということが起きます。

生活の中に充実感を持てるものはありますか？

趣味や楽しみはあるでしょうか？　散歩はしていますか？　音楽などを聞いたり歌ったりしていますか？　絵を描いたり美術館に足を向けたりすることはありますか？　日常生活に色はありますか？　庭で草取りするとどうですか？　たまに旅に出て一人静かに過ごすことはありますか？　目新しいものに出会ってワクワクする体験はありますか？　温泉に行ったり、じっくりと温《ぬる》めのお風呂に浸かったりしていますか？　自然に身を浸すことはありますか？　身体を緩める場所を利用したことはありますか？　理美容院で頭をていねいに洗ってもらうのも気持ちよいものです。マッサージや鍼灸院などでも身体を緩めてくれます。そういうところには、もしかすると親身になって話を聞いてくれる人がいるかもしれません。絵本を見たり、児童書を読んだりすることもおすすめです。

夢や将来像がありますか？　生きがいはあるでしょうか？　達成したい動機の高い目標はあるでしょうか？　心の不調がよくなったら、どんな自分でいたいでしょうか？　そのとき、何をしているでしょうか？

心の不調が酷くなってくると、これまで楽しめていたものも楽しめなくなることがあるかもしれません。しかし、大抵は、心を支えてくれるものが多くあればあるほど、病気になる前段階でそれを食い止められるものです。心の不調で診療所を訪れる人は、以前できていた簡単なことを忘れていたり、自分にそれをしてはいけないという掟を課していたりするので、その垣根を取り払ってあげる必要も生じます。最近では、インターネットで探すと、軽いストレスをセルフケアで改善する方法を載せているホームページに出会うこともできます。

生体内リズム・心のリズムを知ろう

心の調子のよいときに、自分の人生を振り返ったり、ライフイベント（人の一生涯に生じるいろいろな出来事）についての知識を得たりすると、ストレスの原因になる出来事を予測することができます。そうすることで、日内変動・月内変動・年内変動から自分のバイオリズムを理解して、心の調子が悪くなりそうな時間を予測することもできます。自然に任せると同時に、自分で心の波に気づき生活を制御することが大切です。自分で本を読んだり日記をつけたりして、自分の状態を知ったり、瞑想・イメージトレーニングなどのやり方を習ったりしておけば、ある程度、心の準備ができます。準備をしないまま、突然、心の不調となる出来事に出会うほど、ショックが大きくなります。

自分の生活時間をどのように配分するか、自分の居場所をどのように確保するか、朝何時頃起きて食事はいつ頃とるのか、夜はいつどこで眠るのか、気持ちよい布団を使っているか、などなど、自分でこれらの生活に注意を向けることも自己統制に繫がります。眠りは特に大事で、不眠が続くと思考力が落ちるので、眠るだけで、起きた後、落ち着いて問題を整理できることもあります。

まず、運動する時間やお風呂に入る時間など、一般的に体温リズムなどについて言われていることに注意を払って実行してみましょう。ハーブティーを飲んだり、落ち着く香りや音楽に接したりすることが有効な場合もあるかもしれません。真っ暗なほうがいいか、薄明かりがいいかは、人それぞれでしょう。自分が一番気持ちよくいられる状態と眠くなるタイミングを逃さず、ベッドに入りましょう。寝る直前までスマホやパソコンに触れたり、激しい音楽を聞いたり、刺激的な映画を見たりするのはやめましょう。

傾聴について学ぶこと

ある程度自我がしっかりしていて、病理レベルが深くなければ、傾聴を学ぶことは、自分の中にあるさまざまな考え（声）をよく聞く練習になります。自分の声をよく聞いたのち、それぞれの考えに話合いをさせるかのように意見を出させてみると、選択と決断が行なわれ、自分の統合した考えとなって表出させることができます。自分の内でこういう話合いが円滑に成し遂げられると、他者との会話も円滑にできるようになるはずです。

家族のできること

ご家族の中に、心の不調が心配な人がいたとしたら、当人の状況をよく見て下さい。例えば、その状況にいたるまでに何かきっかけがあったのか、人間関係に悩んでいるのかどうか、原因がよくわからないのか、何も原因がなさそうなのに不眠になったりして調子を崩しているのか、地域や家族になじめないでいるのか、自立の問題で悩んでいるのかなどの状況が考えられます。さらに、個人的問題から生じた不調だろうか、病気だと判断されるような状態だろうか、家族に反抗的な状態であるだけなのだろうかということも見て下さい。そういうことをよく観察してから、専門的な医療機関などに一度相談に訪れてみたらよいと思います。

以上のようなことを行なうには、日頃から家族の間で、団らんする場所・時間を確保することや、よく会話をする習慣をつけておくことが大切です。

心の不調は話せばよくなるというものでもない

相談できる人がいることはとても大事なことですが、心の不調は、〝話せば治る〟という単純なものではないことが多いことにも注意しておく必要があります。

ブレインジムを寝たまま布団の上で行なって、過剰な力を抜いていくと、フーッと眠くなることがあります。自力でからだの力を抜けるようになることも、生活リズムをつけることと同様に大事なことです。自分が信頼でき安心できる人にそばにいてもらうだけでもリラックスできます。そのような安心できる人に、首の後ろや肩甲骨の間、腰のあたりに、暖かい手を置いてもらうと、スーッと楽に感じることはあります。

ハーバート・ベンソンは『リラクセーション反応』という本の中で、規則正しいリラクセーション反応(からだの緊張感を緩める方法)を習得することで、生体の自己治癒力を高めることを提唱しました。この本が出版された頃から、心身医学というものが発展していきます。リラクセーション反応が自己治癒力を高めることを、科学的に実証するための研究は、何かを信じる気持ちが、リラクセーション反応の効果をさらに高めることを発見しました。病気にかからないために、あるいは現在、何かの病気であっても、「自分の中の自己治癒力を信じ」「健康な自分を思い出し」「リラクセーション反応」を引き出すことで、病気はいい方向に向かう確率がすごく高くなります。また、リラクセーション反応は服薬している薬の量を減らすことができるということもわかっています。だから、さまざまなリラクセーション反応を起こす方法を知っておくことは、まずは自分を助けます。自分がよく変わることを実感したら、自分の周囲にいる人、自分が関わっている人たちの健康の手助けができます。

4　ストレス対処法としても、治療技法としても、世界に広がりつつある身体技法

心の理解には言葉だけでなく身体も重要

もともと身体を動かすことが好きで身体感覚に気づきやすく、身体の調子を改善できると心の不調もよくなるだろうと考えることができる人には、身体技法を早めに使うことをおすすめします。「心をわかろうとするのは頭ではなくハートからである」と胸を指すのは、ブレインジム(第三章)を作ったポール・デニソンのよくする仕草です。言葉を通してわかることも、身体を使って理解することも、どちらも重要です。

近くに身体技法の研修を積んでいる人がいれば、一度相談に行って、その身体技法を体験してみるといいでしょう。軽いストレスならば、身体技法の体験だけ

でよくなる人もいます。その人のストレス状態に合った身体技法を探すこともいいでしょう。また、専門家に、そのときの状態に合う身体技法の選択を任せて、言葉からのアプローチも含めて、統合的に身体からアプローチしてもらうのも悪くはありません。最終的には自分の生活を見直し、自己調整ができるような身体技法を身につけるのが、好ましいと思います。

さまざまな身体技法

最近、WHO（世界保健機構）がエビデンスのある（検証された）治療技法として認めたものにEMDR（眼球運動による脱感作と再処理法）とTFT（思考場療法）があります。

EMDR（Eye Movement Desensitization and Reprocessing）は、フランシーヌ・シャピロという心理学者がはじめた技法です。視覚、聴覚、触覚などを利用して左右交互の両側性の刺激を加えることで、脳と心や身体に変化を起こしていく技法です。研修を受けた治療者の元で施術を受けることができます。

TFT（Thought Field Therapy）は、ロジャー・キャラハンという心理学者が東洋医学やキネシオロジー（筋肉の反応を調べながら心身の不調を総合的に改善していく統合セラピー）の理論を基に作りました。キネシオロジーが基になっているので、ブレインジム（61頁）の親戚になります。経絡のツボをタッピングすることにより、身体と心を整えようとする技法です。ツボも代表的なもの一四カ所だけを使う（一般公開されているツボは一二カ所）ので、やり方もシンプルで短時間の処理で楽になります。エネルギー・トキシンと名づけられた、食物や環境から身体へ影響を与える物質などを考慮しています（186頁）。便利で誰にでも簡単に使え安全です。講習会の案内はホームページなどで見ることができます。心の状態に応じて、さまざまなタッピングの順番があります。

一般社団法人日本TFT協会の許可を得て、トラウマ・不安に対するタッピングの手順を図3に掲載しました。

臨床動作法は、心理学者の成瀬悟策がはじめました。

トントンするときは、気持ちよく、
しっかりと２本指でタッピングしましょう

①PR（手の横）、鼻の下、人さし指を
　15回以上トントン

②圧痛領域を15回以上マッサージ

③まゆ➡目の下➡わきの下➡鎖骨下
　（それぞれ５回ずつトントン）

④ガミュートを、下記のそれぞれの行動ごとに
　５回ずつトントンしながら
　目を閉じて➡目を開けて
　➡顔はまっすぐのまま、目だけ右下を見る
　➡次に左下を見る➡目を１回転させて
　➡目を反対回りに１回転させる➡ハミング
　（ハミングは、「ふふふん」など何でもよいので、２〜３音を声に出して下さい）
　➡１から５まで数える➡ハミング

⑤③をもう１回繰り返す

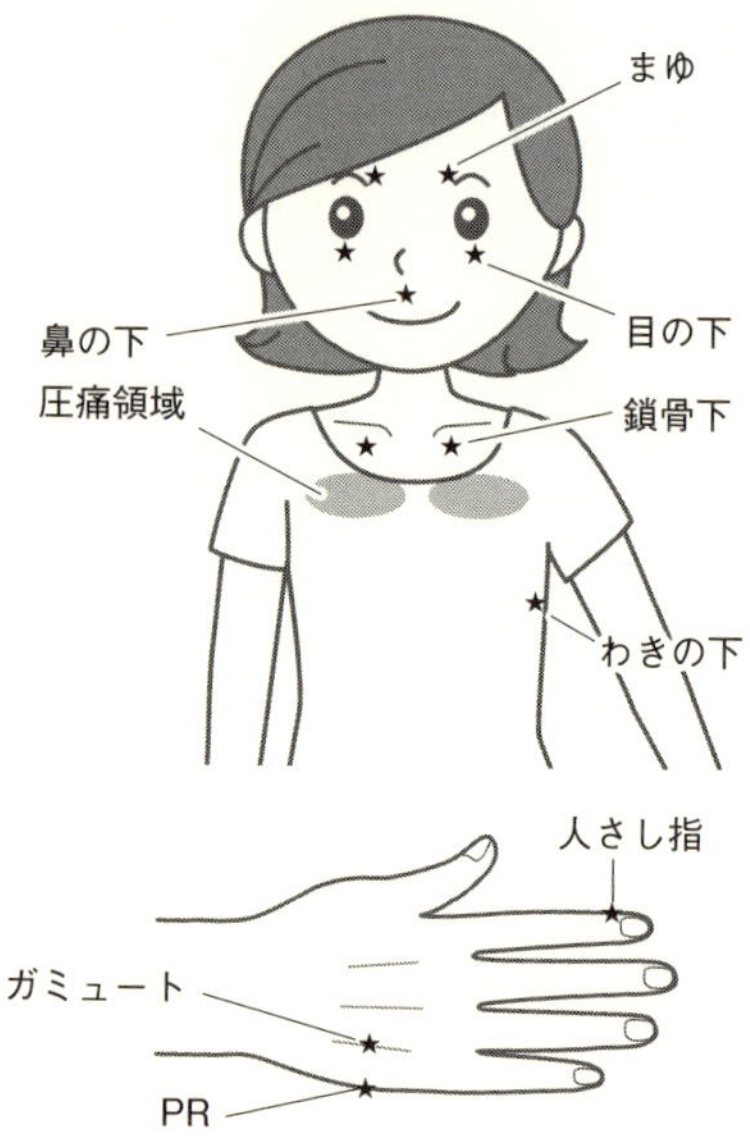

図３　トラウマ・不安を和らげるためのTFT

成瀬は、小児マヒ児や脳梗塞後遺症の身体を改善する過程で発見した不思議から、動作は、心だけでも身体だけでもなく、主体の努力によって心と身体が一元一体的に活動する独特な現象であるとしました。日常生活に表われる動作を支援者が見守りながら、主体の努力を支えていくものです。最近は、研修年数による臨床動作法学会の認定資格もできたようなので、誰にかかればいいのか、探しやすくなっていると思います。また、近所に気軽に行ける場所で、臨床動作法の勉強会などが行なわれているかもしれません。

RMT（リズミック・ムーブメント・トレーニング）の中でも**ブロムベリRMT**（BRMT）は、スウェーデンの精神科医であるハラルド・ブルムベルグが、キャスティン・リンデという人がはじめた脳性麻痺の子どもらへの動きの支援を目の当たりにして、研究を積み重ねた技法です。「胎児の頃から、動きによって脳の神経ネットワークが発達する」という理論を基本にしています。基本の動きは、軽い振動を身体に与えるという簡単なものです。これだけでも非常に身体に優

しく気持ちいいので、いろいろな状態に応用が可能で、ブレインジムを勉強している人にも役に立ちます。また他の身体技法（TFTなど）と同様に、食物や環境からの影響について深く憂慮しています。

RMTは、そのシンプルに構成されている理論から考えると、ブレインジムをする前に確立しておきたい動きの基本のように思えます。しかし、RMTの基本となる動きの中のほんのわずかな揺れにも、「気持ち悪くてたまらない」という人がいるので、そういう人たちには、RMTに取り組む前にブレインジムをすると、RMTによい影響を与えることもあります。そういう、クライエントの身体が教えてくれた体験から考えると、身体の動きと脳の発達について、もっと複雑な関係を考慮した理論を組み立て臨床に生かす必要を感じて、筆者はとても興味深く思います。

ブレインジムについては第三章に詳述しています。

その他、BS（ブレイン・スポッティング）、古くからあるヨガ、マインドフルネス瞑想、TFH（タッチ・フォー・ヘルス）、SE（ソマティック・エクスペリエンス）、SA（センサリー・アウェアネス）、TRE（緊張・ストレス・トラウマ解放エクササイズ）、ダンスセラピー、タッピング・タッチなど、身体を使う技法は、たくさん世に生まれ出ています。

自己調整として使える身体技法を知っておくと、緊急性があるのに医療機関にかかれない場合などに、威力を発揮します。東日本大震災後、いく日も薬がなくて、不安な日々が続いた地域もあるようです。薬がなくてもできることを知っておくと、何よりも不安感が軽減されるので、大事な場面で役に立ちます。また、急性ストレス障害の身体を楽にしておくことは、慢性ストレス障害に移行するのを防ぐ効果も期待できます。

【参考図書】

アントニオ・R・ダマシオ著、田中三彦訳『無意識の脳　自己意識の脳』二〇〇三、講談社
河合隼雄・茂木健一郎著『こころと脳の対話』二〇一一、新潮文庫
ジョン・J・レイティ著、エリック・ヘイガーマン著、野

中香方子訳『脳を鍛えるには運動しかない！』二〇〇九、ＮＨＫ出版
タル・クロイトル著、市井雅哉訳『ＥＭＤＲ革命――脳を刺激しトラウマを癒す奇跡の心理療法』二〇一五、星和書店
千葉康則著『脳と現代』一九六六、法政大学出版局
ノーマン・ドイジ著、高橋洋訳『脳はいかに治癒をもたらすか』二〇一六、紀伊國屋書店
ハーバート・ベンソン著、ミリアム・Ｚ・クリッパー著、中尾睦宏・熊野宏昭・久保木富房 訳『リラクセーション反応』二〇〇一、星和書店
マイケル・Ｓ・ガザニガ著、藤井留美訳『〈わたし〉はどこにあるのか』二〇一四、紀伊國屋書店
リタ・カーター著、藤井留美訳、養老孟司監修『ビジュアル版 脳と心の地形図』二〇〇三、原書房
ロジャー・Ｊ・キャラハン著、穂積由利子訳『ＴＦＴ〈思考場〉療法入門』二〇〇一、春秋社
成瀬悟策著『日本の心理臨床３ からだとこころ――身体性の臨床心理』二〇〇九、誠信書房

（五十嵐郁代）

第二章 心の不調を抱える方の通院治療のポイント

1 心の不調を感じたとき、どんな診療科にかかっていますか？

正しい診断を受けるために

最近は内科、外科、産婦人科、整形外科といったさまざまな科で、睡眠導入剤や抗不安剤、抗うつ剤などを処方してくれるようになりました。ＳＳＲＩ（選択的セロトニン再取り込み阻害薬 Selective Serotonin Reuptake Inhibitors）が発売された際、高名な精神科医が、こぞって最大量を最大期間、処方するように勧奨したこともあって、精神科や心療内科の医師たちがその勧奨に乗って処方し、かえって病状が長引き、症状が増悪するケースも見受けられるようになったため、処方量や処方期間に慎重になってきた感があります。

その一方で、内科や婦人科、整形外科など、精神科や心療内科以外の医師たちが、副作用が少ないとされる抗うつ剤（特にＳＳＲＩを中心に）を、安易な診断のもとに最大量を処方してしまうという事態も見受けられ、症状がなかなか改善しないために、精神科や心療内科に紹介されてくるケースも稀ではなくなってきました。

また、多くの患者さんにとって心の不調は、症状が心に表われる前に、身体に痛みや重苦しさといった不調として表われることが多く、最初から心療内科や精神科を受診することは多くはないようです。さらに、自分の不調を、心に問題があると理解できず、身体の不調と勘違いして身体科を受診し、いくつかの科を掛け持ちする人たちも稀ではありません。

最近は簡便な質問紙やチェックシートなどを使って、容易に不安性障害やうつ病などを自己診断（患者さん自身がネットなどを通じて自分でチェックし、自分で診断して受診するケースも見受けられます）し、自分で処方（ときにはネットで調べ、処方箋をメモして、この薬を処方して欲しいと言って来院）を求めて来られるケースもあります。実際に診察してみると、病的症状はなく、思い込みのレベルだったりすることもあり、本人が納得してくれれば、処方もなくカウンセリングのみで終わることもあります（こうした患者さんも、せっかく受診したのだから、何か薬を出してくれとしつこくせがむ人もいます）。

このようなことから、心の不調ではないかと感じたとき、また他科の医師に身体的には問題がないと言われたときには、自分で診断せずに精神科や心療内科を受診するほうが望ましいと言えるでしょう。

精神科と心療内科とはどう違うのか

◆主治医の選択肢は広がっている

精神科と心療内科とは、厳密に言えば違いがあるのですが、精神科の敷居を低くするために、精神科医が開業する際に心療内科を標榜することが多いようです。また、精神科的な問題や心理的な問題を抱えている患者に関心のある内科や外科系の医師が開業する際に、心療内科を標榜することもあります。

最近は、ホームページを持つ診療所も多く、医師の紹介欄に経歴や専門とする疾患のことなどが記載されています。医師や診療所を選択する際に、それを参考にするのがよいでしょう。しかし、主治医を選ぶというのは、受診してみて、信頼できそうかどうか、話しやすいかどうか、相性が合いそうかどうかを、自分で判断するのが最良のように思います。かつては主治医を選べるほど選択肢は多くありませんでしたが、よほど田舎でない限り選択肢は広がってきています。

◆本人が受診できなくても家族が受診できる

県や政令指定都市には、精神保健福祉センターが設置されています。そこでは、精神保健相談として、思春期や老人、引きこもりといったさまざまな部門に分けて精神保健の窓口を持っているところもあります。さらに各地域には保健所があり、そこでは曜日や時間帯が限定されていますが、無料で精神保健相談を実施しています。状況によっては、保健師の訪問などを行なっているところもありますし、施設によっては、電話相談を行なっているところもあるので、県民だよりや市報などで確認してみるのもよいでしょう。

医療機関であれば、本人が受診できなくとも、家族が受診し、本人への対応について相談を受けている診療所や病院もあります。最近、オープンダイアローグ（毎日、一定の時間、会話する治療的介入の手法）形式の対応も知られるようになってきて、本人と家族を交えて話し合う雰囲気作りを目指す診療所や病院も出てきています。

精神科診療所か精神科病院か

入院加療を視野に入れた受診を考えている場合は、当然、精神科病院を選択するほうがよいでしょう。精神科病院の受診を考えるときは、プライバシーに配慮された病院構造かどうかなどを考慮に入れてもよいでしょう。入院までにゆとりがあれば、事前に病院や当該病棟などを見学させてくれる病院もあるので、見学してもよいでしょう。そのときの第一印象やスタッフの対応の良し悪しも、病院選択の基準になるでしょう。

さらに重要なことは、コメディカルスタッフ（医師以外の医療従事者）が充実しているかどうかを吟味しておくことです。臨床心理士、ソーシャルワーカー、作業療法士など、利用者に医学的な側面だけではなく、生活や経済的なことなど多面的な側面から援助できるように重装備している精神科病院が増えてきました。最近は、ＳＳＴ（生活技能訓練 Social Skills Training）

や心理教育、家族教室などを主催している病院も増えています。病院のスタッフだけでなく、病院で行なうさまざまなプログラムを事前に把握しておくこともよいでしょう。主治医の力よりも、そういったコメディカルスタッフとの出会いや病院主催のプログラムへの参加が、病状の改善に結びついたというケースもあります。

病院は、常に一人以上の精神科医が常駐しているので、緊急事態に二四時間対応が可能です。また複数の精神科医がいるので、事前にホームページなどで自分に合いそうな精神科医を特定しておくこともできるでしょう。もしその病院に勤務する知り合いの職員がいれば、その職員に「あなたがこういう病気になったら、あなたならどの先生を受診するか」と問いかけてみることも、主治医選びの一つの方法でしょう。

診療所（クリニック）の大きな特徴は、精神科病院に比べて敷居が低いことと言えるでしょうか。自分に合わないと思えば、別の診療所に変えることも簡単にできるでしょう。だからと言って次から次へと診療所や主治医を変えることが、患者さん自身の問題であったりすることもあるので、立ち止まって考えてみることが必要となります。

近年、精神科診療所（クリニック）でも、カウンセリングのために臨床心理士やカウンセラーを配置し、心理教育や家族教室を積極的に行なうソーシャルワーカーなどを常駐させているところが増えてきました。機動性の高い診療所では、往診してアウトリーチ（手を差し伸べること）を行なう積極性を発揮するなど、患者さんの多様なニーズに対応できるように体制を整えているところさえ出てきました。

2　治療者から話を聞いてもらえていますか？

医師との信頼関係が治療の要

精神科を受診するということは、誰にとっても緊張を強いられるものです。医師にとってはたくさんの患者さんのうちの一人にすぎませんが、患者さんにとってはたった一人の医師です。その医師が信じるに値するかどうかを判断するのは、以後の治療の成否を大きく分けるでしょう。どんな処方薬物も信頼関係なくして効果は半減するものです。信頼関係樹立のためには、自分の話を聞いてもらえているという実感を持てているかどうかが大きな鍵になるとでしょう。

患者さんの心の中に主治医を育てること

自分で判断せず、考えることが嫌な人は、一方的に指示命令してくれる医師がよいと言います。しかし、医師は万能ではありませんし、永遠に生きているという保証もありません。医師と話し合いながら、自分の病気について学び、自分の抱える病気や症状の管理の仕方を獲得できるようになることが重要です。

筆者は、患者さんの心の中に、もう一人の主治医としての自己を育て、自分の抱える病気や症状を自分で管理できるようにしていくことを治療の目標にしています。若いときの筆者は、体力も気力も十分で患者さんに対していつでも対応するから、私に任せなさいといった万能感に満ちた態度で接していました。しかし、加齢とともに、体力や気力が落ちてくると、私という治療者も永遠ではないことに直面せざるを得なくなってきました。事故や病気でいつ何時《なんどき》仕事ができなくなるかもしれないということが、現実味を帯びてくるようになって、私自身が一人では仕事ができず、いろいろな人たちの力を借りて治療という一大事業を遂行しなければならないことを痛切に感じるようになりました。

そのように治療者としての自分自身を考えたときに、患者さん自身が、患者さん自身の生活空間の中に潜んでいるたくさんの資源（家族や友人や知人、会社の同僚や上司といった人だけではありません。本人や家族の経済状況、近隣の支援可能な施設や事業所など）を見出し、それを最大限活用できるようにしていくことも重要な対策になると考えるようになりました。患者さんとの共同作業の中で、さり気なく上記の資源を一緒に探り出し、筆者がいなくなったときをシミュレーションしておけば、将来のへの不安を軽減する支援となるでしょう。筆者は、患者さんとの治療過程で、患者さんの中に治療者としての自己を育てることを、いつも心の片隅に置いておくように心がけています。

医師と対等に話し合える力をつける

先述したように医師も万能ではありません。いくら相性のよい医師だからといって、その主治医に任せきりで、患者さんは何も考えなくてよいということはありません。相性のよい主治医といつ別れが来てもよいように心がけておくことも大切です。例えば、運悪く心の病が再発したとき、いつもの主治医が病気のために閉院していた、あるいは学会のために長期出張に行っていたり、長期休暇をとっていたりなど、枚挙に暇がないほど主治医不在の状況は考えられるでしょう。そんなときは、病気をした自分の体験や主治医とのやり取りなどを思い出し、さまざまな要因を背景として心の不調を改善していった経験を振り返る力を持てば、再発の治療の中で、別な主治医と出会うことを容易にするでしょう。運悪く再発したときでも、どんな薬が自分に合っているかを知っていれば、たとえ主治医が不在でも、別な医師に受診し、自分の病状を説明し、これまでの闘病経験から必要な薬を主治医に要求できるくらいになることが理想です。

そのためには、自分自身の病気についてしっかり学び、医師と対等に話し合えるようにならなければなりません。そういった医師と患者さんの出会いが、治療過程を促進していくのでしょう。これは医師だけではありません。コメディカルスタッフや同じ病気をした経験のある友人などが身近にいるのであれば、大きな支えになっていきます。

改善したことに気づくために

改善の兆しは、症状の軽減からだけ読み取れるものではありません。かつての趣味の復活、人間関係の改善、家族との関係の修復、受診時の表情の和らぎなど、いたるところに改善の兆しは読み取れるものです。症状だけを把握しようとする医師は、患者さんを診る視点が狭いといえるでしょう。筆者は、患者さんの改善を知るために、診察室で観察された情報のみではなく、日常生活のいたるところにある情報を観察するようにしています。

そうして見ると、患者さんが待合室で待っていると き、どの席に座っているか、どんな姿勢でいるか、誰と話しているかを見るだけで、患者さんの変化に気づきます。ボーッとして視点も定まらないような様子で、ぼんやり椅子に座っていた患者さんが、本や漫画を読むようになったり、同じ時間帯で一緒になる他の患者さんと談笑していたりする姿を見れば、診察の会話の糸口になり、改善の兆しを知る材料にもなります。お昼休みの時間に受付にいる職員に患者さんたちの様子を聞くと、入室時の様子、挨拶をするかどうか、挨拶をした際の表情の変化、服装の変化など、改善の兆しとしての重要な情報を手に入れることができます。患者さんの多くは、取り分けはじめて病気をしたという体験をしている患者さんは、自分に起きてくる変化が増悪なのか改善なのか、自分で気づくことはとても少なく、自分の病気に対する初心者であると言ってもよいでしょう。

患者さんの改善の情報が増えてくると、さらに、患者さんの姿勢や立ち居振る舞い、会話時の筋肉の使い方、歩行などの身体的な動きの変化などに、筆者は気づくようになりました。初診時の患者さんの姿勢や立ち居振る舞いが、症状の改善とともに変化していくのです。その変化を患者さんにも気づいてもらうように促します。

そういった観察は、薬物療法の調整に大いに役立ってきました。病気を抱えているのは患者さん本人であり、服薬しているのも本人です。自分の身体状況の変化に気づくようになると、服薬による身体感覚などの主観を伝えてくれるようになります。その情報を大事にしながら服薬を変更したり、減量したりできるようになると、薬物療法の良循環が生じてきます。さらに、患者さん自身が、症状に対して自覚と責任を持てるようになってきます。こうなってくれれば患者さん自身も、治療という活動に参加するようになったと言えるでしょう。

本人だけがよくなればよいのか？

心の病の治療のためには、家族の支援も欠かせません。本人のみならず家族に対しても、患者さんの病気や治療について、主治医やコメディカルスタッフが説明してくれているでしょうか。患者さん本人の症状管理に、家族の理解が加われば、回復の促進によい影響を与えるでしょう。また、嫁姑問題や家族内の対立や兄弟間の争いといったさまざまな家族内の問題が回復を阻むこともあります。病状の回復に支障をきたす家族内の要因についても、積極的に治療者に伝え、介入をしてもらうこともよいでしょう。

最近では、企業におけるストレスチェックの義務化などから、雇用主が心理教育などに関心を示すようになってきました。こういった心理教育なども、今後、治療者に求められることになるでしょう。

治療者と患者さんとのジェンダー（性差）について

治療者と患者さんとの間のジェンダー（性差）は、微妙な問題です。治療者自身が自分のジェンダーにこだわり、患者さんや家族に一方的に治療者の価値観を押しつけるようなことがあれば困ったことです。自らのジェンダーに固執せず、中立的に関わってくれる治療者を探すことも大事です。しかし、最近、話題にされているＬＧＢＴ（女性同性愛者、男性同性愛者、両性愛者、心とからだの性が一致しない人 Lesbian Gay Bisexual Transgender）の存在は、これまでの男女間の価値観の相違に新たな視点を必要としてくるでしょう。これまでは、男性と女性という二項対立的な議論しかできませんでしたが、ＬＧＢＴは、これまで意識されることさえ少なかったジェンダーの意味を考えるための大きな機動力となるのではないかと期待しています。

3　薬はもらっていますか？

精神科で使う薬とは

　精神科で使う薬は、種類は多くはありませんが、後発品（特許期間・占有期間の過ぎた薬剤を、他の薬剤メーカーが製造・販売したもの。先発品〈先行して発売されたもの〉に比べて安価）を使用することを政府主導で促進していますので、一つの薬品名にいくつもの商品名があって、処方する医師にとっては困った現象です。精神科では、一般的に向精神薬と抗不安薬、睡眠薬が処方されます。最近では、かつて抗てんかん薬として使用していた薬剤が、気分安定薬として使用される機会が増えてきました。向精神薬の中には、抗精神病薬、抗うつ薬、抗躁薬などが含まれます。薬物の説明は、たくさんの成書が出ていますので、そちらを読んでいただければと思います。

薬の服用が不安な方へ

　精神科で処方される薬は、飲めばたちどころに効くという訳ではありません。抗うつ剤などは、効果発現まで一〇日から一四日、長い人で四週間くらいたってからようやく効いてきたという方も稀にいます。そのために、効果発現までの期間を待たなければなりません。したがって、はじめて薬を処方してもらうときには、最初から四週間処方されることはないと思いますが、せめて一週間の処方にしてもらうとよいでしょう。

　精神科の薬をはじめて飲むということは、誰にとっても不安が大きいものです。それに精神科を訪れるという決断をし、人によっては世間体を気にしながら、精神科の門をくぐるのですから、誰かに見られてはいないかと人の目を気にし、受診そのものがストレスになっている場合が多いのです。精神科クリニックが増えて敷居が低くなったと言っても、地方に行けば、まだまだ世間体を気にする風潮は残っています。

　薬物が院内処方だった頃は、人生においてはじめて飲む向精神薬を筆者の目の前で服薬してもらって、一時間ほどベッドで休んでもらい、副作用がないことや安全を確認してもらって帰っていただくこともできましたが、医薬分業になってきたために、そのようなことはできなくなってしまいました。精神科医が処方薬物の効果や副作用について説明していたとしても、薬物を提供する薬剤師の服薬指導と相反する説明になることもあります。医師と薬剤師の連携が上手くいっていない場合は、迷わず双方にそのことを指摘するとよいでしょう。

統合失調症の薬の注意点

統合失調症の場合は、急性期（統合失調症の四段階の一つ。前兆期に続いて現われ、統合失調症特有の症状が現われる）や再燃（改善した症状が再び悪化すること）したときに、一時的に大量の抗精神病薬を使用することもありますが、症状が消褪し安定期に入れば、可能な限り最小限の量に減薬してもらうとよいでしょう。再燃した場合に、いつでも薬が増やせるように、ゆとりを残した量にするとよいと思います。古い抗精神病薬には、薬剤性パーキンソン症候群という副作用が発現しやすいのですが、抗精神病薬に慣れてくると、そういった副作用が発現しにくくなります。また、薬剤性パーキンソン症候群を抑える薬の副作用が、イライラの原因になっていることもあります。一方、副作用の少ない新しい抗精神病薬は、副作用が少ないという触れ込みの反面、肥満や糖尿病を誘発しやすい傾向が指摘されています。

自分にとって不快な症状や体験があれば、できるだけ早くに主治医に相談し、薬物に起因したものかどうか判断してもらうべきでしょう。統合失調症の場合は、かなり長期的に服薬することになります。漫然と処方してもらうだけではなく、自分の希望や望むべき未来を家族や支援者と話し合いながら、そのための減薬の仕方や薬物調整を主治医と話し合うことも大事です。ストレスの少ない環境では、処方薬物を少なくすることもできるでしょうし、ストレスが大きければ一時的に薬物を増量することも必要です。そうすることによって、過剰投与や過少投与といったことがわかってくることがあります。

うつ病の薬の注意点

うつ病の場合は、先述したように、抗うつ剤の効果発現に時間がかかるので、当初は小刻みに処方することが多いです。また、処方された薬を服薬した途端に、酷い吐き気が出て飲めないといった場合もあるので、そのような場合に速やかに再受診できるように、準備して心がけておくことも大事です。うつ病の大変な状態というのは、自分で受診することもできず、自分の体を動かすことも難儀になります。休学・休職し、自宅で休むか、それができなければ入院するか、といった状態です。このような状態では、結構、大量の薬を使って休息を得る場合があります。しかし、薬が効いてきて、少しずつ平安が戻ってくると減薬がはじまります。復職し、会社でも安定が確認されると、さらに減薬し、最終的には服薬中止になります。

最近では、会社には黙って働きながら治療したいというう病の方もいます。そういった方たちが本当にうつ病なのかと、筆者は疑問を持つことがあります。今から三〇年以上前に診ていたうつ病は、先述したように、受診即入院となるような、自殺企図したいと思うもののそれさえできないような状態の方たちでした。DSM（精神障害の診断と統計マニュアル Diagnostic and Statistical Manual of Mental Disorder）で示された操作的診断概念が、うつ病の診断枠を広げているのではないかと思います。最近では、ネットで自分の症状を調べ、自分はうつ病であると自分で診断して来院される方もいますので、対応に困る場合が増えてきました。

多剤投与への不安

近年、多剤投与（同じような薬効の薬が必要数を大幅に超えて多数処方され、かつ、それぞれの薬の量自体も本来、必要な量より多い処方のこと）が問題となり、薬剤使用の制約が厳しくなってきました。睡眠薬は二剤までしか処方できないなど、処方をシンプルにせざるを得ないようになってきました。しかし、多剤処方を今でも続ける医師もいます。多剤投与に疑問を持った患者さんが主治医にそのことを質問しても、その質問に対応する姿勢が見えなければ、セカンドオピニオン（主治医とは別に、違う医療機関の医師に「第二の意見」を求めること）を求めることも大事でしょう。処方される薬物の最大量も同じです。一時的に最大量を処方されることはありますが、漫然と投与され続けるのであれば副作用に振り回されかねません。

抗不安薬の注意点

抗不安薬は、世界的には処方されなくなってきています。しかし、日本では安定剤として精神科以外の科の医師たちも安易に処方しています。抗不安薬は依存性が高く、依存症になると、あちこちの科に出かけ、一日最大量を数カ所の診療所から処方してもらっている人もいます。お薬手帳を何冊も持っている人がときどきいます。

抗不安薬は、困ったときに服薬できるよい薬ですが、使用をできるだけ少なくするように心がけておかないと、いつの間にか増えてしまうことがしばしばです。いつもここぞというときだけに使おうと考え、減らすように減らすように考えながら使うべきです。その間に、不安なときに、その不安を乗り越える薬以外の方法を模索し続けることが大切です。筆者は、そんなときに、ブレインジムやその他の身体療法を用いることにしています。〝抗不安薬の副作用は軽い〟と思い込んでいる他科の医師や一般の市民たちが多いのですが、決して副作用を甘く見てはいけない薬であることを肝に銘じたほうがよいでしょう。

抗うつ剤を体験的に服用してみた個人的見解

筆者は、有名な臺弘先生が群馬大学の精神科教授だったとき、ある学年の医学生一〇〇人に、抗うつ剤を飲んでもらった話を読みました。一〇〇人のうち九七人は、酷い状態になり止めて欲しいと懇願されましたが、残り三人はすっきりした表情になったのです。これを読んで、筆者も三環系抗うつ剤一〇㎎を就寝前に飲んでみました。一週間ほどでうつ病の症状が出てきました。一〇日目頃には、希死念慮が出てきて、恐ろしくなって止めました。このような体験から、抗うつ剤は毒を以て毒を制するといったホメオパチー（症状と同様の症状を起こす薬を用いて病気を治療しようとする方法）として使用する薬なのではないかと考えました。そう考えていたら同じく高名な木村敏先生も同じことを言ってらっしゃったので、まんざら私の考えていることも間違いないのではないかと思っています。ＳＳＲＩ（選択的セロトニン再取り込み阻害薬。抗うつ剤の一種）を何種類か飲んでみたことがあります。これは、古い抗うつ剤とは、まったく違う印象を受けました。ＳＳＲＩは、うつ病とは違う次元に効果を発現する薬なのではないかと思っています。

しかし、抗うつ剤をうつでない人が服用すると、うつ状態に似た症状が出現してくると体験的に感じてきました。このことから、うつ症状が改善しても、抗うつ剤を服用し続けると、薬剤性のうつ状態が出現するのではないかと思います。その状態に抗うつ剤をさらに処方することになれば、うつ状態への処方が永遠に続くことになります。まさに悪循環を絵に描いたような状況が続きます。わずか数分の診察で、「それではいつもの薬を出しておきます」という決まり文句には、注意が必要ではないかと思います。

実際に、筆者のクリニックにやってきた患者さんで、一〇年間、抗うつ剤を飲んでいるが改善しないと言ってセカンドオピニオンを求めてくる患者さんたちの中に、慎重に減薬していくと、抗うつ剤の処方がなくなっても、なんともないという患者さんがたくさんいます。

4　身体について考えてくれますか

精神症状と身体症状の関係

心が病的状態に陥っていくベクトルと、不調から回復していくベクトルは、同じように直線的に進行する訳ではありません。不調状態に入っていくことは、誰にとっても未曾有の体験ですので、これからどうなるのかという不安と、それに対する闘争逃走反応（戦うか逃げるかの緊張を迫られる反応）が主となり、交感神経がバリバリに働いている状態です。常時戦闘状態にあることは、セリエのストレス学説を借りずともわかるように、身体にさまざまな疲労状態が現われます。不眠、食欲不振、肩凝り、頭痛など、枚挙に暇がないほど身体症状が現われます。そのような身体症状の背景に精神症状が見えるようになってきます。病的状態に陥っていく際のベクトルは、拡散あるいは拡大の方向に進んでいきます。

それに対して回復のベクトルは、薬物療法その他によって、症状は鎮静化され、治療促進のために交感神経優位の状態から副交感神経優位の状態へと交代し、自然治癒力が活性化し、症状軽減の方向に進んでいきます。拡散したベクトルは、収束の方向へと転じ、やがては消褪していきます。

こういったプロセスを観察していると、心が不調になっていく過程と改善していく過程には、たくさんの身体症状が見え隠れしていることがわかります。このようなことから、身体症状を子細に観察することは、病状の増悪や改善の兆候を把握する手段になります。また、症状の経過中に、身体症状を標的にして身体的治療を行なうことによって、精神症状に間接的に働きかけ、薬物の効果を少ない量で最大限に発揮させ、早期に薬物療法を打ち切ることも可能になることがあります。

うつ病の身体症状

精神症状と身体症状の関係は、うつ病などを例にとると、よく理解できるでしょう。うつ病は、抑うつ感などの精神症状が明確になる前に、肩凝り、食欲不振、体重減少、頭痛、不眠などの身体症状が出現します。こういった症状には、背中を丸め、瞬きや呼吸を止め、浅い呼吸をしているためにときどき深い呼吸をするなど、特徴的な姿勢や呼吸の仕方が目立ちます。そういった事態を本人が自覚できるように示唆し、意識的に呼吸や姿勢を改善していくように働きかけ、食生活を含めた規則正しい生活を維持し、睡眠時間を十分に確保するようにしていくと、うつ症状の改善が早くなります。

うつ病の初期であれば、笠原の小精神療法を活用しながら、薬物処方なしのまま身体的な作業や規則正しい生活リズムの維持のみで、うつ状態から抜け出した事例もあります。こういった体験は、本人にとって成功体験になり、身体作業を意識的に続ける動機づけを促進します。精神症状のみならず、身体症状の改善を自覚できた人は、それ以後の人生の中でも、身体管理の重要性に目覚めていくように見えます。

筆者は、このように身体に働きかける作業として、ブレインジム101（63頁）のいくつかのエクササイズやリズミック・ムーブメント・トレーニング（RMT。42頁）などを活用しています。それらの身体療法は、胎児期の鰓弓《さいきゅう》（胎児期の初期に一時的に現われ、耳・鼻・咽頭・顎などの器官になる）由来の部位や後頸部から肩にかけての筋肉群、そしてアキレス腱のリラクセーションが、緊張緩和や深い睡眠を引き出し、ひいては抑うつ感の軽減に効果を発揮しているのではないかと考えています。

身体を通してわかること

先述したように、うつ状態が改善しているにもかかわらず、一〇年も抗うつ剤を飲んでいるようなケースで、時間をかけて減薬していくと、身体が軽くなり、動きやすくなったと実体験を語ってくれることが多いのですが、その反面、不眠がなかなか改善しない場合が多いようです。長期の薬物の服用は、筋肉群の硬直を引き起こし、そのために不眠が起こっている場合があります。そのような状態から、鰓弓部位の弛緩やアキレス腱の弛緩ができるようになってくると、入眠が容易になってきて、睡眠薬を飲み忘れるということが起きてきます。

一方、自分で努力したくない人は、改善に時間がかかります。また、身体療法などは、精神科で対応する病気には役立たないという考えにとらわれている方もいます。こういった方たちは、薬物療法により症状が改善しても、それまでの自分の人生を振り返って、ライフスタイルを変えようと考えることもありません。相変わらず発病以前の生活を繰り返しますので、再発はほとんど必須と言えるでしょう。二度三度と再発を繰り返していくと、次第にこちらのいうことに耳を傾けてくれるようになりますが、意固地になって無視しようとする人たちもいます。パーソナリティに問題を抱えている人たちと言っても過言ではないようです。さらに、治りたくない人、いわゆる疾病利得のある人もいます。こういった人たちには、病気よりも、本人自身の内的な問題を抱えているのか、あるいは本人の環境に問題があるのか、患者さんの抱える背景を再考する必要のある方たちなのでしょう。身体療法を併用すると、病気を抱える人たちの病気に対する姿勢を理解できることがあります。

このように身体について考えることは、患者さんの病状や病気に対する姿勢を把握することに役立ちます。それらのことを治療の参考にしていれば、積極的に本人の自主性に働きかけるべきか、本人が自主性を持たなければならないと考えるようになるまでのんびり治療を構えるかを考える際の指針として、治療者の患者さんとの距離の持ち方に、大きな目安を示してくれるのではないでしょうか。

【参考図書】
臺弘著『誰が風を見たか――ある精神科医の生涯』一九九三、星和書店
木村敏著『精神医学から臨床哲学へ』二〇一〇、ミネルヴァ書房
西園昌久『精神分析を考える』二〇一四、中山書店

（五十嵐善雄）

第三章

心とからだ、心と心を繋げるブレインジム

1　ブレインジムとは？

ブレインジム開発の経緯

Brain Gym® （以下、ブレインジムと表記する）を開発したのはアメリカのポール・デニソンと妻のゲイル・デニソンです。ポール・デニソンがブレインジムを開発した経緯は、ポール・デニソン著『ブレインジムと私』に書かれています。デニソン博士には、読字障がいがありました。この自らの障がいを克服するために学びを重ねて、教育学分野で博士号をとり、カリフォルニア州でも有名な教育学の賞を受賞しました。こうして、デニソン博士は、いくつかの読書センターを作り、識字障がいや読書困難の子どもを指導していました。

デニソン博士は、子どもたちを観察したときに、彼らが学習をするために、身体を上手く使えていないことに気づきました。子どもたちの両眼は、正中線（身体の左右対称軸）を横切るのが難しく、収束するように動きませんでした。視線があちこちに飛んだり、意識も飛んだりして集中できないので、子どもたちは、

椅子にじっと座っていられませんでした。子どもたちの身体は、読書に集中できるように作られていなかったのです。読書の苦手な子は、新しいことを学ぶ喜びが欠けており、書くために目と手を協調させて使う能力も育っていませんでした。

読書能力を高めるためには、身体面の学びを必要とすることに気づいたデニソン博士は、これまでの教育学、生理学、脳科学の知識を、オプトメトリー（光学、生理学、解剖学、心理学などのさまざまな側面から眼と視力について研究する学問）やアプライド・キネシオロジー（ジョージ・グッドハートによって創始された、筋力を身体機能の評価に用いた自然治癒力を引き出そうとする治療システム）から発展したタッチ・フォー・ヘルス（アプライド・キネシオロジーを基盤としてジョン・シーが開発した身体を通してストレスや痛みを緩和する治療法）などと結びつけて、子どもたちのための学びのプログラムを開発していきました。子どもたちが、読書のために両脳をバランスよく使えるように、これまで使ってきた身体の癖を見直して、もっと楽に身体や目を動かせるように整えたいと考えたので、はじめの頃は教育キネシオロジーと呼んでいました。だから、ブレインジムは、脳の体操ですが、動きの再教育と呼ばれる側面があります。

『ブレインジムと私』によると、デニソン博士は、研究を重ねる過程で、読書をするときには、身体や目や耳をどのように使っているかというプロセスが、視覚的ストレスの大きさだけに影響を及ぼしているのではないことに気づきました。読書に必要な身体能力が欠けている人は、集中力や思考力、記憶力、情報処理能力に困難があることがわかりました。さらに、他人とのコミュニケーション能力にも困難があり、特定の筋肉の緊張や、血糖値や自己免疫系など、一生の健康問題にまで影響があることまでわかってきました。

そういう訳で、教育分野でのプログラムであるブレインジムは、原因となる問題点を見つけて、それをなんとかして解決しようとする問題解決の医療モデルではなく、問題点をそのままにしておいても、それが解決したらどうなっているかという将来の解決像を構築する解決構築アプローチという成長モデルの上に立つならば、健康度を高め成長を促進するために臨床現場で応用でき、心の問題や健康の問題などにも効果をあげることができます。そのため、今では、さまざまな職種の幅広い分野で応用されており、八〇カ国以上に広がりを見せているそうです。

ブレインジムの講座について

ブレインジムへの入門編となる講座は、〈101〉と呼ばれ、そこでは、ブレインジムの基礎を学びます。101という講座では、ブレインジムの二六の動きと、気づきのプロセスである五ステップからなるアクション・バランスと、ブレインジムの講座全体の概念やブレインジム特有の言葉を習得します。ブレインジムで「バランスをとる」と言えば、この五ステップからなるアクション・バランスを意味します。

ブレインジムは、子どもの成長を考慮した、人の心と身体の発達に呼応した動きですから、基本的に、遊びを大事にしています。前向きに主体性を持って取り掛かる〈学び〉のために、何よりも楽しく活動できることを心がけるようにしています。

ブレインジムには101の他にOBO（脳の働きの最適化コース）、ヴィジョンサークル、インデプスなど、人の発達成長に関わるさまざまな講座や動きがあります。

ヴィジョンサークルは、子ども時代の感覚に戻って、もう一度それらの感覚を成長させようと試みる講座です。人間とは何か、人が人らしくあるということを考えると「美の探求」という課題も出てきます。アートには人の心やものの見方が含まれます。また、アートは、それらをどのように他人に伝えるかという、時と場所を越えた心の伝達手段でもあります。ヴィジョンサークルは、アートという領域に踏み込んで、多くの遊びや身体の動きを再教育しながら心を解放させ、想像力や創造力を育みます。

インデプスになると、101やヴィジョンサークルで取り上げられる身体の構造や経絡（古代中国における氣・血・水の通り道）の調整だけではなく、人の身体に深く根差した環境との関係や家族関係などのシステムも扱うので、相手との信頼関係やより高度な倫理観が要求されます。

脳の三つの次元と姿勢の三つの軸

ブレインジムでは、脳の働きと身体の姿勢との関係に着目します。101では、身体の軸を左右・上下・前後の三つの次元に分けて、姿勢の改善に取り組みます。さらに、脳内ネットワークの働きも三つの次元に分けて、身体の三次元の軸とそれぞれを対応させて調整を行ないます。そのようにして、その人の目標に対して、その人の能力を最大限に活用できるための脳の状態を作ろうとします。この状態は、言葉も身体も全体が協調して働くことのできる、左と右の両方の脳を使える状態です。これを「ダイナミック・ブレイン」と言います。このダイナミック・ブレインの状態になると、選択し、決断し、行動するのが楽になります。このダイナミック・ブレインという脳の状態については、OBOで、詳しく学ぶことができます。

はじめに注意しておきたいのは、ブレインジムをしたときに、三次元に分けた脳と身体をそれぞれ呼応させて調整するという考え方は、まだ科学的に証明できている訳ではないことです。ですから、あくまでも比喩としての捉え方になります。科学の進歩によって、ブレインジムの面白さが証明できるのは、もう少し時間が必要かもしれません。しかし、テレビで脳のドキュメンタリー番組などを見ていると、「あれ？　それってブレインジムでしていたことじゃないの？」と思うようなことに、世間の注目が集まってきています。ブレインジムのインストラクターは、科学的な証拠があるからブレインジムを使っている訳ではなく、ブレインジムをするとよい変化が得られるので、ブレインジムを使っています。

臨床現場では、実際に姿勢を観察しながら、姿勢と心に起きていると思われることを対応させて考えると、高い確率で一致をみるので、現場での支援に多くのヒントをもらえますし、おおいに支援の助けになります。また、ブレインジムでは、セルフチェックとセルフケアとを並行して上手く機能させて、自己調整ができるようになっています。そのため、ストレスが心に悪影響を及ぼす前の予防や、心の病気から快復した人の再発防止に使えます。また、臨床現場での面接と面接の間に、あまりストレスを引きずらないですみます。

ブレインジムの動き

ブレインジムのバランスの中で使われる、アクティビティと呼ばれる動きは、赤ちゃんが成長するときに、どのように身体を動かしているかという詳細な観察と、身体の動きに並行して、脳がどのように言語を獲得していくか、感情や思考がどのように発達するのか、という過去の研究から作られました。

赤ちゃんは、誰に教えてもらった訳でもないのに、母の胎内にいるときから発達する自発的な動きや、母の産道を通って外に出てくるために役立つ、脳幹に仕組まれた生存のための原始反射の動きを使って動きます。赤ちゃんは、大人に抱かれたり背負われたりして、暖かな他人の皮膚や緩やかな揺れを感じ、子守唄によるさまざまな音階やリズムを受け止め、目を合わせて養育者から優しく話しかけられる音声や言葉を聞きながら、寝返りやお座り、這い這いをし、つかまり立ちをします。そして、赤ちゃんは立てるようになると、座ったり立ったり上下の動きをすることで、自分の中心を確かめながら、重力の中でどのように安定していられるかを確かめます。また、赤ちゃんは、つま先に体重を乗せて、前に身体を傾けたり、かかとに体重を乗せて後ろに身体を傾けたりすることで、前後の動きでのバランスも確かめます。そうやって赤ちゃんは、第一歩を踏み出す準備をします。勇気を出して、左、右と左右のバランスをとりながら、左右交互に足を一歩ずつ前に運べるようになります。二足歩行と言語獲得は並行して発達していきます。

原始反射を基盤にして、人が重力に逆らって立ち、歩行し、行動するために仕組まれた、姿勢反射へと移行する身体の動きに、デニソン博士は着目しました。ブレインジムでは、意識してアクティビティをすることで、反射の動きを大脳皮質の制御下に置き、慣れた、自動的な動きに変えることで、正中領域（二つの視野が重なっている領域）で、楽に、両目、両手、両耳を使うことのできる、両脳のバランスのとれたダイナミック・ブレインに変化させます。

はじめに安定する必要のある器官は、前庭です。耳の中にある三半規管が関係しています。首が頭を固定できず、頭がグラグラしていると、前庭が安定せず、身体の重心のバランスがとれません。だから、頭を固定するための楽な首の動きを習得することは、身体のバランスをとる際の安定化に貢献します。このような動きによる体験が、つまり、五感（視覚、聴覚、嗅覚、味覚、触覚）や固有受容覚（自分の手足や関節を空間でどのように動かしているかを知覚する感覚）からの情報が、個々人の個性豊かな脳内神経ネットワークを構築していきます。

「私」が「私」であるという意識が作られるプロセスは、脳の中の神経ネットワークが、どのように作られていくかに関係しているそうです。身体の外では、周囲の環境とのネットワークが、私たち自身を作っていきます。だから、環境に応じて、人の脳の中で神経ネットワークの組み換えが起こっています。私たちが自分を生きるうえで、自ずと、外でも内でもネットワークの中でしか生きていけないように仕組まれているのは、ある意味、不思議な感じがします。また、脳には可塑性があり、イメージする心が脳を変えるそうです。さらに、楽に脳を変えるためには、イメージに加えて、身体の動きを使うとよいそうです。

あなたは、動くということをどのように感じますか？　筆者は歩くことが好きです。ストレスを感じたとき、とにかく歩きました。人から歩くという対処方法を指摘されたときに、はじめて自分のストレス対処方法を意識しました。怪我などで手足が動かなくなった人も、何とか機器を使ってでも動こうとします。「旅に病んで夢は枯野を駆け巡る」と、芭蕉がイメージを語ったように、人の脳の中には、いつも動きへの憧れがあります。「生きることは動くこと」に繋がっているのです。これが、ブレインジムの根幹の考えである「動きは学びの扉」という言葉の意味です。ブレインジムでは、私たち自身を変えるぞという意図を持って能動的な動きをすれば、神経ネットワークの組み換えが促進されると考えています。ブレインジムを体験してみれば、読むことと動くことが、両脳のバランスにどれほど貢献しているかを実感するに違いありません。

ブレインジムとマインドフルネス

心に興味を持たれる方は、最近、マインドフルネスという言葉をよく耳にされるかもしれません。J・カバットジンの『マインドフルネスストレス低減法』という本には、マインドフルネスを、「今、この瞬間の体験に意図的に意識を向けること。評価をくださず、とらわれのない状態で、心と体を観察し、心や体の中で生じる動きをコントロールし、内界と外界のズレを上手く操り、ありのままの状態の中で安らぎと希望を見出す洞察力」と記述されています。最近では、認知行動療法家の中にも、身体からの働きかけをするときに、この瞑想をベースにしたマインドフルネスを利用している人もいます。

第一章で書いたように、認知行動療法では、心を〈状況―認知（思考）―感情―身体感覚―行動〉の五側面から捉え、この五側面は互いに連動し合っていると考えます。ブレインジムでも、ゆったりとした呼吸や目の動きと共に身体を動かして、身体の緊張をとることによって、思考や感情の気づきが得られやすくなると考えています。自分の身体（呼吸、表情、姿勢など）に気づく力が豊かになると、自分の感情にも気づきやすくなり、内なる叡智に気づき、潜在的な知識が繋がりやすくなります。このことから、ブレインジムは、認知行動療法的な側面も持っていると言えます。

瞑想には二種類あると言われます。自分の内なるものに集中していくやり方と、赤ちゃんの脳のように、心を開いて外部のいろいろな刺激をたくさん感じていくやり方です。例えば、物めずらしいものがいっぱいある見知らぬ場所に旅行に行ったときの、好奇心にあふれた状態が、この後のほうの瞑想に近く、ブレインジムのダイナミック・ブレインもこの状態であると言えます。この状態は、外部からの感覚刺激が、五感や固有受容覚を通じて個人の体験として、落ち着いてリラックスした状態で身体に刻まれ、学びがスムーズに起きる状態です。

ブレインジムでいう「気づき」とは、「今ここ」で自分がどのようにからだを動かしているか、どのように五感（見る、聞く、味わう、匂う、触れる）を使っているか、何をどのように行なっているか、好奇心を持って自分自身に注意を払い、何を考えどんな感情を持っているか気づくことです。ブレインジムで「気づき」を大事にしていることを考えると、ブレインジムは動きながら楽しくできるマインドフルネスと言えるのではないでしょうか。ただし、ブレインジムでは、まずこうなりたいという心からの目標を立て、その目標に対して「気づき」を引き出そうとしています。何もかもに「気づき」が必要だと言う訳ではありません。

自分で自分の状態を整えたいと考えているクライエントが、テレビや本を参考にして、マインドフルネス瞑想を試みました。ところが、「何度試みても一〇分も集中できない」というのです。一〇分も集中できたら大したものだと筆者は思うのですが、そのクライエントは満足していないようでした。指導者がいてグループでするときには、個人でするよりも集中しやすかったかもしれません。しかし、このような人の場合、内に意識を集中させるやり方を試みる前に、外に心を開いていくようなブレインジムの方法を試されるとよいと思います。ブレインジムのような身体を動かす方法は、深い呼吸をさせやすくするので、呼吸や姿勢に対しての自分の「気づき」を持ちやすくなります。

特に、子どもはじっとしていられないため、子どもに「気づき」を誘導する手段として、ブレインジムは、とても有効な方法になります。マインドフルネスを活用している、ある大学の教授も、「子どもは楽しくすることが大事。じっとしていられないしね」と言っていました。また、少年刑務所で仕事をしている教誨師《きょうかいし》が、少年たちに座禅をさせるためには、座禅を組む前に、まず筋肉を緩めさせる必要があると話されていました。精神科の診療所に来院される人のほとんどは、緊張して、呼吸が上手くできません。ブレインジムの中には、筋肉を緩める動きもあるし、身体を動かすだけではなく、経絡のツボを押さえてゆったりと呼吸をして、身体を弛緩させるような動きもあります。そのとき、同時に目の動きを加えることもあります。それによって、これまでどういうふうに目を使ってきたか、身体の癖に気づくことができます。

呼吸・身体の動き・目の動き

赤ちゃんは、何度ころんで泣いても凝りないで、また立ち上がろうとします。身体を自由に動かすということは、楽なようで結構大変です。〈楽に呼吸できる身体〉というだけでも、大きな一つの課題となります。高い山に登ると、酸素が非常に少なくなります。呼吸をしっかりしないと、脳に必要な酸素が到達しません。すると、脳の中の扁桃体が、命の危険を知らせるアラームを鳴らします。これが高山反応です。高山反応が起きると、吐き気、めまい、頭痛、疲労感の他に、睡眠障がいを起こし、悪夢を見たり、幻覚妄想状態を引き起こすこともあります。高山反応は、呼吸の非常に浅い状態であるトラウマ反応と、とてもよく似ています。高山反応を改善する動きが、トラウマ反応や呼吸の浅い身体でも有効になると推測されます。ブレインジムの動きの中にも、この高山反応を改善し、動脈血酸素飽和度を高めてくれる動きがあります。それらの動きは、トラウマ反応や呼吸の浅い身体も改善してくれることが期待できます。

ブレインジムの考え方で、とても興味深いのは、この呼吸を含めた身体の動きと目の動きを同時にすることで、視覚ストレスに対処して脳へ働きかけるという考え方です。目は心の窓と言います。目は、受胎の三週間後、脳の組織の一部から作られるので、目は脳からの神経系が直接むき出しになっている唯一の場所と言えます。目の使い方と身体の使い方は、人が成長するうえで、深い関係があります。目に表われる状態は、一人では気づくことが難しい場合が多く、熟練した人と一緒にブレインジムをすることで、自分一人では気づけなかった身体の癖を引き出し、改善することができます。ゆったり呼吸をして、目を楽に動かせるようになって、「今は安全だよ」と身体に教えて、身体から脳へと「落ち着いていいよ」というメッセージを送ってもらいます。

ブレインジムに特有な動きとして、呼吸を含めた身体の動きと、目の動きを同時にするワークに、DLR（デニソン左右再パターン化）や三DR（三つの次元の再パターン化）と名づけられたリパタニングという動きがあります。残念ながら、リパタニングはこの本では紹介できませんが、筆者は101ではじめてDLRを体験したときに、頭の中に脳画像のイメージが現われ、動きをしながらどんどん変化していったことに衝撃を受けました。これは忘れられない体験だったので、次のブレインジムの講習を受ける強い動機になりました。リパタニングを習いたければ、101を受講する必要があります。

視調節と身体の発達

両眼視（両目で一つのものに焦点を当てること）や、遠近調節ができて、奥行き知覚などができることも、その土台は身体にあり、身体を動かすことで、視覚における目の調節能力を獲得していくのです。だから、小さなときから、パソコンやスマートフォンなどの平面ばかり見ていると、三次元などの奥行きを捉える視覚が育っていきません。『ドミナンスファクター』という本の著者で、ブレインジムの元国際ファカルティであるカーラ・ハンナフォードによると、目や手や足や耳や脳は、左側か右側の優位に働く側が、早くから決まっているのだそうです。大きなストレスを被ったときや、小さなストレスでも慢性的に続いたときには、危険を察知するために、優位の目は遠くを見渡し、近くに焦点を合わせることができなくなり、反対側の目のみで近くを見ることになります。そうなると、左右の目の焦点が合わなくなったり、両目を正中領域で上手く使えなくなったりするのです。同じことが、脳でも起こっています。右脳と左脳の働きは違うので、片一方の脳だけで物事を処理しようとすると、感情が伴わなかったり、逆に言葉による表現能力に乏しくなったりして、アンバランスな状態となります。

現代人は、外部の情報を七〇％以上も視覚から取り込むようになりました。外部情報として視覚に頼るようになったので、例えば、肌で湿度を感じ、音で遠くの雷音を聞き取るなど、五感をフル活用して、数時間後の天候を予測する能力は、昔の人に比べてかなり低下しています。現代人の予測能力の低下は、外界でこれから起きることを予測する能力の低下だけではありません。自分の行く末を想像する能力、いわゆる、将来のビジョンを見る能力の低下に繋がります。ビジョンは、視覚だけで感知するものではありません。視覚の他にも、皮膚感覚や嗅覚、聴覚などの身体感覚を伴った体験を積みながら発達することで、すべての身体感覚が動員されて、先を予測する力、イメージできる力が育まれます。ストレスからくる体の変調を、手軽な機器を使って測定し、コンピューターで管理できる時代に入りました。病を患っている人には朗報とも言える、大変興味深い領域ですが、自分の健康維持まで機械に管理されて、身体への気づきを持てなくなりはしないか心配です。

人は電気的存在である

ブレインジムの下地の一つになっているタッチ・フォー・ヘルスでは、人間は電気的存在であるという考えが、基本にあります。鍼灸で使うツボの繋がりである経絡も、身体に流れるエネルギーの通路であり、最近はこれらのエネルギーの通り道への刺激が、脳に変化を起こしていると考えられるようになってきました。実際、このような経絡エネルギーの流れをスムーズにする方法を身体で試してみると、速やかにストレスが改善される場合が多く、経絡と感情とは深い関係にあるようで、経絡と脳との深い関わりを推測できます。ブレインジムは、このような経絡エネルギーの流れを改善する方法を取り入れており、それも、感情の波の起伏を穏やかにする一因であると考えられます。

「場」を変える力を身につける

ルパート・シェルドレイクが『生命のニューサイエンス――形態形成場と行動の進化』という本に書い

た「形態形成場」という科学的仮説があります。思考場療法（ＴＦＴ、41頁）の創始者ロジャー・キャラハンや家族療法家のバート・ヘリンガーは、治療にこの考え方を導入しました。東洋人である私たちは、今ここにいるその「場」の雰囲気を何となく感じて、それに合わせて生きてきた民族であり、「場」という概念について、大抵、違和感なく受け入れられるのではないかと思います。生まれ育った家に伝わる信念や考え、不安や恐怖などの感情、それに伴う身体感覚は、環境からの情報として「場」にあります。「場」が違えば、からだや身体感覚も違います。長い時間をかけて「場」に適応するために形成された遺伝情報も、私たちを作っています。

しかし、遺伝子だからといって、すべて決まっていて何も変わらないという訳ではありません。遺伝子を研究してきた分子生物学者のブルース・リプトンは、『思考のすごい力』という本の中で、「環境からの情報によって外界に適応するために細胞膜が遺伝子を操作する」と言っています。実際、体外での実験においても、がん細胞の周囲の環境を変えることによって、がん細胞から正常細胞に戻ることが確かめられています。エピジェネティクス（後天的に決定される遺伝的な仕組み）と呼ばれるその考えに立てば、遺伝子がすべてだから変化はありえないと、あきらめることはないのです。人が成長しない一番の要因は、「できない」「駄目だ」というあきらめの言葉です。もちろん、人生には限りがあるので、その能力範囲内という条件つきです。診療所にいると、クライエント（来談者）が「できない」とか「駄目だ」と言うときには、家族や地域の規範によって培われてきた無力感が、大きく尾を引いていることが多いようにみえます。

「場」を変えると、あるいは「場」が変わると、自分ってこんな力を発揮できるんだと、驚いた体験をしたことはありませんか。内気な日本人留学生が開放的な外国に留学後、見事に恥ずかしがり屋から快活で心を開いた学生に変わって、目を輝かせながら帰国してくる場面を見たことはありませんか？　自分の心を解放するのに障害となっているものに気づき、それから心を解き放つこと、問題のある「場」における身体の状態から解放されること、これらにもブレインジムなどの動きは役に立ちます。

自分の人生と繋がること

アイデンティティという言葉があります。私が私であること、自分らしさとでもいいましょうか。ほとんどの人が、自分の人生を見つけるのに時間を要しています。ブレインジムは、自分らしさと繋がること、あるいは、再結合するのを助けてくれます。アクティビティを続けることによって、これまで制御できなかった手足を自由に制御できるようになると、それは自信となって、基本的信頼感の構築、あるいは再構築に貢献します。自分の身体からくる情報を信頼できるようになり、落ち着いて外界との繋がりを持てるようになります。ストレスへの対処が楽に行なえるようになり、人との関係を築くのが楽になるので、他者とも信頼関係を結びやすくなって、人と関わることへの自信にも繋がります。そうなると、未来に目を向けられるようになり、未来の自分をイメージできるようになります。未来のイメージ作りにも、未来のイメージ達成に自分の持てる力を十分発揮できるような身体になるためにも、ブレインジムは役に立ちます。

ブレインジムをすると、「今ここ」にある身体に戻って、言葉にできない嫌な感じを、言葉にしないまま、ある程度解消することが可能です。また、言葉にできなかったことを言葉に出しやすくなり、感情的な状態を落ち着かせてくれます。思考が働くようになるので、物事を客観的に見られるようになり、選択肢が広がり、余裕ができ、決断を下しやすくなります。気取らず、飾らず、あるがままの自分の人生を考えることができるようになります。

重ねて注意をしておきますが、これまで書いてきたように、ブレインジムは、病気を治療する技法ではありません。その人の健康な部分を高め、その人が生まれ持った能力を引き出し、その人が、その人らしい人生を生きることができるように貢献する技法です。自分のペースで落ち着いて「実現可能な小さな一歩」となるゴールに、動きを使って取り組むアクション・バランスによって、気づきを積み重ね、目標に向けた行動を起こすことで、自己成長を促すための技法です。このことから、解決を構築して未来に向かうアプローチと言えるでしょう。心が不調だと感じる人も、心の健康な部分を広げていくと、病的部分が目立たなくなるので、結果的に全体として健康を取り戻すことを助けます。そうなると、病を治している訳ではないのに、処方薬が減ります。処方薬が少なくてすむどころか、まったく使わなくてよい人もいます。

筆者は、薬剤師として、患者さんへの処方薬の説明などに関わっていました。長年、他院で治療を受けた後、筆者のいる診療所に転院してくる人の中には、治療効果が表われてよいタイミングで来院され、ブレインジムなど身体技法を伴うカウンセリングをした結果、よい方向に変わっていける人もいますが、逆に、身体への薬の影響を時間をかけて対処したうえでないと身体技法を併用したカウンセリングができないこともあります。最近、筆者は、長期大量服薬のせいで、患者さんが心の奥深くに納めることができていた怒りや恨みのような感情を引き出されることがあるのではないか、その結果、思考や感情など心の状態を複雑にさせ、治療を難しくさせる場合もあるのではないかという印象を強めています。さらに、それは、ＳＳＲＩ（選択的セロトニン再取り込み阻害薬）という薬の副作用のアクティベーション・シンドロームと似ているのではないかと思うことがあります。抗うつ薬や抗不安薬を処方するとしても、薬物治療と合わせて精神療法をする必要があり、特に言語化できない感情を言語に導いてくれるような非言語的な技法を活用してほしいと思っています。ブレインジムでは、身体だけではなく、アートも含まれていますので、きわめて人間的な面を引き出せる技法です。

専門的になりますが、フロイトが活躍した時代に、ジャネという人がいました。幼少期の心的外傷体験に注目し、患者さん一人ひとりにていねいに接し、「解離」という心理機制を提唱しました。ジャネは、身体的生理的な反応をよく観察し、心的外傷後の患者さんに「教育と運動」の必要性を説きました。ブレインジムは「教育と運動」という視点を持っているので、時間はかかるかもしれませんが、そのような心の不調に有効で、患者さんが自分の人生と繋がるのに役立ちます。

2　身体との対話

身体の情報は人生を豊かにする

ユング派の精神分析家のアーノルド・ミンデルは、著書『身体症状に〈宇宙の声〉を聴く』の中で、身体症状にアプローチして人生を豊かにする方法を述べています。脳科学者アントニオ・ダマシオは、「情動が感情を通して思考にまで影響を及ぼす」と言いました。自分の身体や身体感覚の状態の変化に気づきを得るというのは、身体との対話に繋がります。身体には、過去からの警鐘や、現実を吟味できる情報や、未来への予測などのたくさんの情報が含まれています。年が若ければ若いほど、目の前に広がっているたくさんの道の中から、どの道に歩みを進めればいいのか悩んだとき、身体からの情報は、未来の方向を選択したり、決断したりするのを容易にしてくれます。

ブレインジムでの「気づき」とは、先述した通り、「今ここ」で自分がどのようにからだを動かしているか、どのように五感（見る、聞く、味わう、匂う、触れる）を使っているか、好奇心を持って、自分自身に注意を払い、自分が何を考え、どんな感情を持っているか気づくことです。「気づき」は、アクション・バランスをとる中で起きてきます。「気づき」によって、何が学習できていて、何が学習できていないかを知ることができます。そうすると、学習できていないことを、これから学習しようという意図に繋げることができます。「気づき」を得られると、「わかったぞ、変われるぞ、もっと、よくなれるぞ」と考えが変化していきます。「あっ、そうか！」というＡｈａ（アハ）体験が、一番脳を変えるのです。

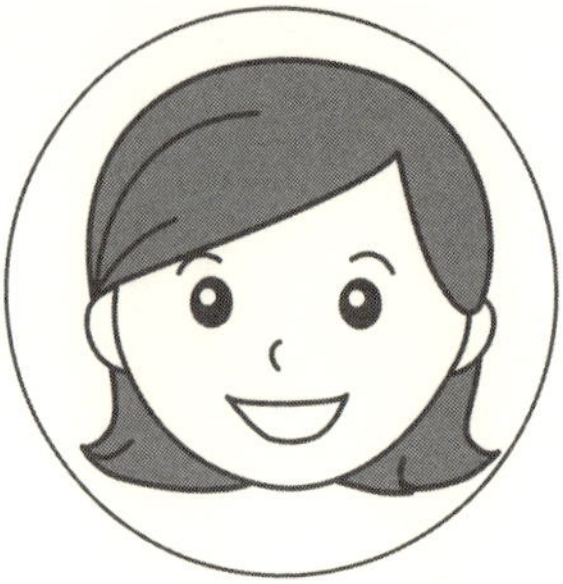

楽しいこと、嬉しいこと、
わくわくすること、大好きなもの
を思い浮かべて下さい。

身体の感じはどうですか？

....

....

....

....

....

図４　心と身体の繋がりに気づく①　にこにこサークル

身体の感じに気づくこと

では、身体の感じに目を向けてみましょう。

ほとんどの人が、喜びにあふれて心が快調だと感じる場合と、悩みの渦中にあり心が不調だと感じる場合とでは、気持ちや考え方が異なっていることは容易にわかるでしょう。では、そのとき、身体はどのような状態にあるでしょうか？

図４（にこにこサークル）を見て下さい。喜びにあふれて心が快調だと感じる体験を思い浮かべ下さい。はじめて美味しいものを食べた体験、友だちと旅行に行って美しい景色に浸ったり、楽しく過ごしたりした体験などはありませんか？　そのときの、身体の状態を感じてみましょう。身体のどこに喜びを感じますか？

口角が上がって、笑顔が出ませんか？　暖かくなるところはありますか？　さわやかな感じがするところはありますか？　胸が広がって、楽に呼吸ができていますか？　肩は楽ですか？　足の裏全体が地面につい

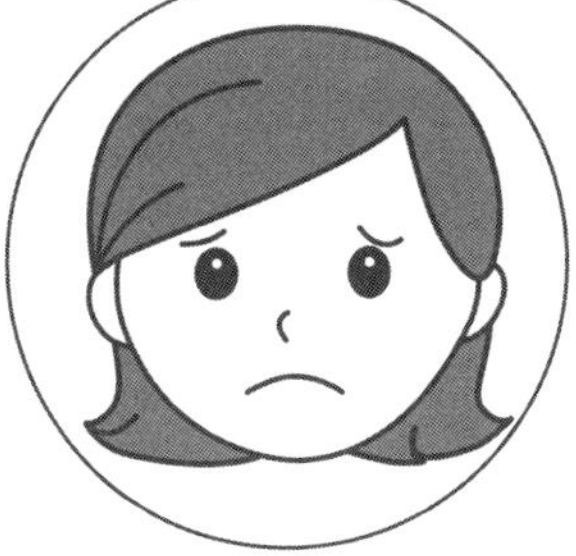

しくしくサークル

嫌だなと思うこと、腹の立つこと
少しだけ悲しいこと、苦しいこと
を思い浮かべて下さい。

身体の感じはどうですか？

図５　心と身体の繋がりに気づく②　しくしくサークル

ていて、真直ぐ立っているように感じますか？　重心は、どこにありますか？　目の前の光景は、明るくはっきり見えていますか？　身体や頭は、軽く感じませんか？　身体に力がみなぎってきますか？　リラックスできていますか？

　図５（しくしくサークル）を見て下さい。悩みの渦中で心が不調だと感じる体験を思い浮かべると、身体の状態はどうですか？

　身体に、どこか苦しいところや痛いところはありますか？　呼吸はどうでしょう？　重心はどうですか？　足の裏全体が地面についている気がしますか？　足首や膝が硬くなっていませんか？　肩や首に力が入っていませんか？　視野が狭まっているのを感じませんか？　身体の重さは？　暖かさは？　視線は？　身体は伸びていますか？　背中や腰はどうですか？　表情はどうでしょう？

　これらの他にも、その人が感じる身体感覚には、他の人と違ういろいろな身体の感じがあるでしょう。

　イメージしにくい人は、身体を直接動かして、身体

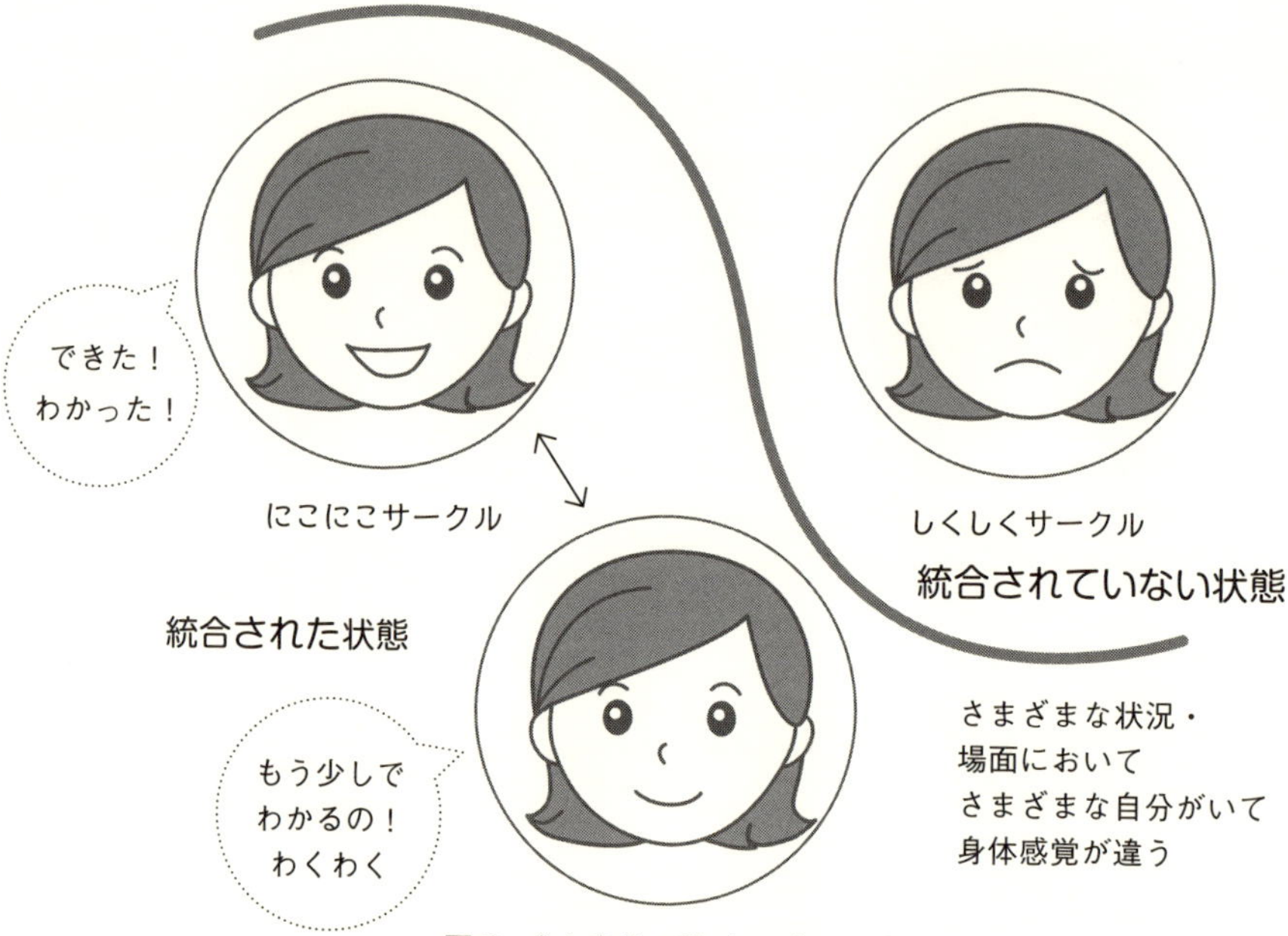

図６　心と身体の繋がりに気づく③

の動きがどのように違うかを感じてみましょう。さあ、立って、腰幅に足を開いて、身体を左右に揺らしてみましょう。立てない人は、座ったままでも構いません。にこにこサークルでは、どのような動きになっているでしょうか？　しくしくサークルではどうですか？　左右に身体を揺らしたとき、左方向と右方向とにバランスよく動きましたか？　かかとはつけていましたか？　足首から動きましたか？　腰から上の上半身だけで動きましたか？　腰は、スムーズにバランスよく動きましたか？　首、頭の動きはどうでしたか？　自分の姿勢や動きを誰かに見てもらったり、鏡に映して見たりすると気づきやすいです。

さて、にこにこサークルと、しくしくサークルの身体で、違いがあることがわかりましたか？

ブレインジムでは、ブレインジム特有の言葉があり、にこにこサークルの身体を「統合された状態」、しくしくサークルの身体を「統合されていない状態」と言います。統合された状態の中でも、さらに「できた！わかった！」というハイギアの状態と、「学んでいる最中」というローギアの状態に分けられます。統合された状態の中で、ハイギアとローギアを行き来できるのが、調子のいい状態です（図6）。どちらもリラックスして落ち着いた感じですが、ローギアのほうが、動きが緩やかで重力に逆らわないで休もうかという気分でいられる感じです。１０１（63頁）では、左右のバランスの他に、上下のバランス、前後のバランスと全部で三つの次元で、これらの状態を見ながら姿勢を整えていきます。

ストレス状態にあるときの身体や身体感覚をもっと詳しく知ろう

ストレス状態にあるときには、脳は統合されていない状態にあります。ストレスについて考えてみましょう。そのとき、どんな気分ですか？　その気分を身体のどこで感じますか？

図7に、〈気分や身体の感じの変化をはかるためのスケール〉をあげました。このスケールを使って、身体の感じを具体的に数値化してみましょう。変化をはかるためのスケールは、申し分ない状態を〇《ゼロ》、耐えられない状態を一〇として、数値化して変化に気づく方法です。ブレインジムをする前に自分の状態を数値化し、ブレインジムをした後で、もう一度、今の状態のスケールはいくつになるか、思い浮かべてみましょう。変化を数値化することは簡単なので、どのブレインジムの動きが自分に合うのか、すぐにわかるでしょう。数値化することが難しい人や子どものために、数字に顔マークもつけています。

次に、ストレスを考えたときの身体の感じを、具体的にイメージしてみましょう。ストレスや疲労感を身体のどこにどのように感じますか？　ストレスを感じる自分の身体の部分に、自分の手をおいてみてもいいですし、イメージの中で、身体の内にあるストレスを心の目でじっくり眺めて、心の手で触れてみましょう。

どれほどの大きさですか？　どんな色をしているように感じますか？　ザラザラですか？　ツルツルですか？　硬いですか？　柔らかいでしょうか？　モヤモヤしていませんか？　そこにあるものについて詳しく

感じて意識してみるだけで、楽になることもあります。

図7に、〈気づきのためのクッキーマン〉をあげました。気づきのためのクッキーマンを利用するには、自分がストレスを感じる身体の箇所と同じクッキーマンの身体の箇所の上に印をつけてみましょう。色鉛筆を使って、自分が感じる色や大きさや形をクッキーマンの上につけてみてもいいし、シールなどを貼ってみてもいいでしょう。粘土や毛糸などを使って立体的に表わすこともできます。この身体の感じをクオリアとかフェルトセンスと呼ぶことは、第一章でお伝えしました。

スケールとクッキーマンのどちらか一つを使ってもいいし、両方使ってもいいです。時間があるならば、スケールをはかるだけではなく、気づきのためのクッキーマンを使って、身体の状態を知るほうが、より深く自分について知ることができます。具体的なイメージを持ちにくい人は、変化をはかるためのスケールをつけておくだけでも、ブレインジムをした前後で違いがわかりやすいでしょう。

ブレインジムの動きをすることによって、この嫌な身体感覚が楽になると、ストレスについて考えても、かなり落ち着いていることができます。落ち着くことができると、ストレス状況を客観的に見ることができるので、ストレスフルな状況を変えるために、自分がどのように行動すればよいか、逆に何もしないでいることが最善の策なのかなどを、冷静に考えることができるようになっています。

イメージを思い浮かべることが難しい人でも、イメージをする練習を積めば、比較的すぐにできるようになります。また、はじめは身体の感じを感じることすらできず、ましてやイメージもできない人もいます。その場合でも、何度もブレインジムの動きをしながら身体感覚を感じる練習をしていくと、練習しているうちに身体感覚を感じることができ、イメージができるようになる人も稀ではありません。身体感覚を感じることができるようになると、その身体感覚に感情の名札をつけることができるようになります。身体感覚と繋がっている感情について理解できるようになるとい

〈気分や身体の感じの変化をはかるためのスケール〉

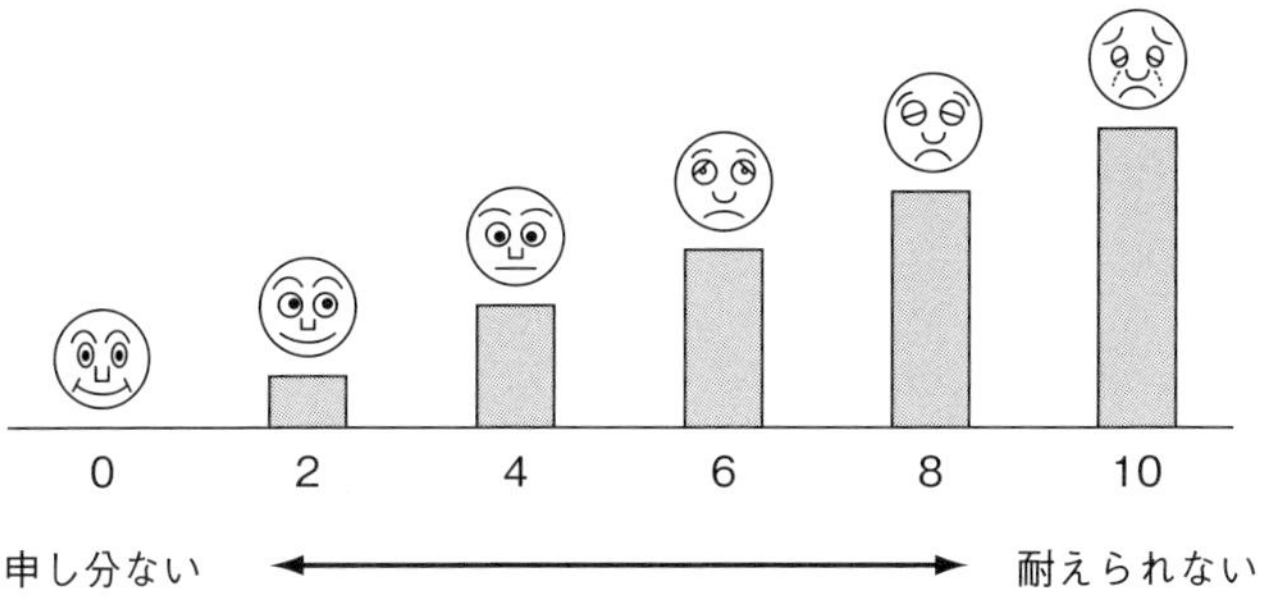

〈気づきのためのクッキーマン〉

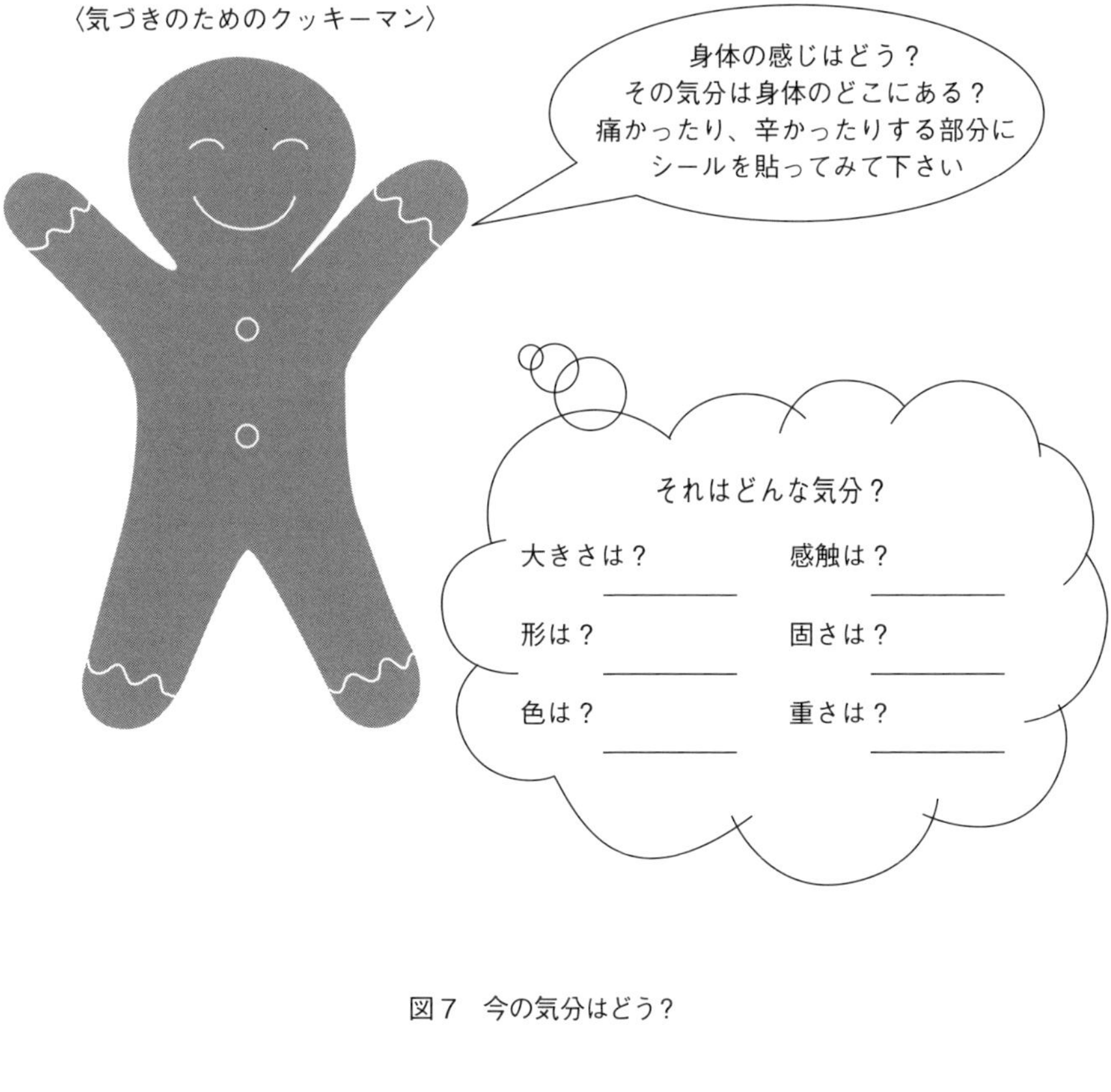

図７　今の気分はどう？

うことは、自分に起きているストレス状態について言語化が可能になるということです。自分の感情について言葉で語れるようになることは、感情をコントロールするうえで非常に大切なことです。さらに、言葉で表現できるようになることは、自らの内なる対話がスムーズになることです。このことこそが、無意識の中にある情報の宝庫である身体との対話に繋がっていきます。

3　PACEで自己調整

ブレインジムでアクション・バランスをとるときには、いつでもPACEからはじめます。PACEは学びの準備です。PACEでしっかりと地に足をつけて行動できるように、自分のペースを自覚します。

図8にPACEの絵を掲載しています。まず、**水**を飲みます。次に**ブレイン・ボタン**をします。それから**クロス・クロール**をして、最後に**フック・アップ**をします。PACEは、この四つのブレインジムの動きから構成されています。図8は白黒なので、色が好きな人は、子どもの服に色を塗ってみて下さい。なんだかそれだけで気分がよくなり、PACEをしてみようという気分になるかもしれません。

■水は脳内の情報伝達をスムーズにしてくれる

PACEで一番はじめにすることは〈**水を飲むこと**〉です。さあ、一口飲んでみましょう。水を飲むときには、一度にがばっと飲むのではなく、味わうようにして、ゆっくりと一口ずつ飲みましょう。どんな感じがしましたか？　楽に飲み込むことができましたか？　水は身体の中をどのように流れていきましたか？　口から食道を通って胃まで流れるのを感じることができましたか？　水や食べ物が身体に入っていく通り道の食道は、空気の通り道である気管の後ろにあります。通常、人は、水を飲むことにあまり注意を払いません。水を飲むとどうなるか、自分の身体を感じるだけでも、自分の身体に戻ることができます。

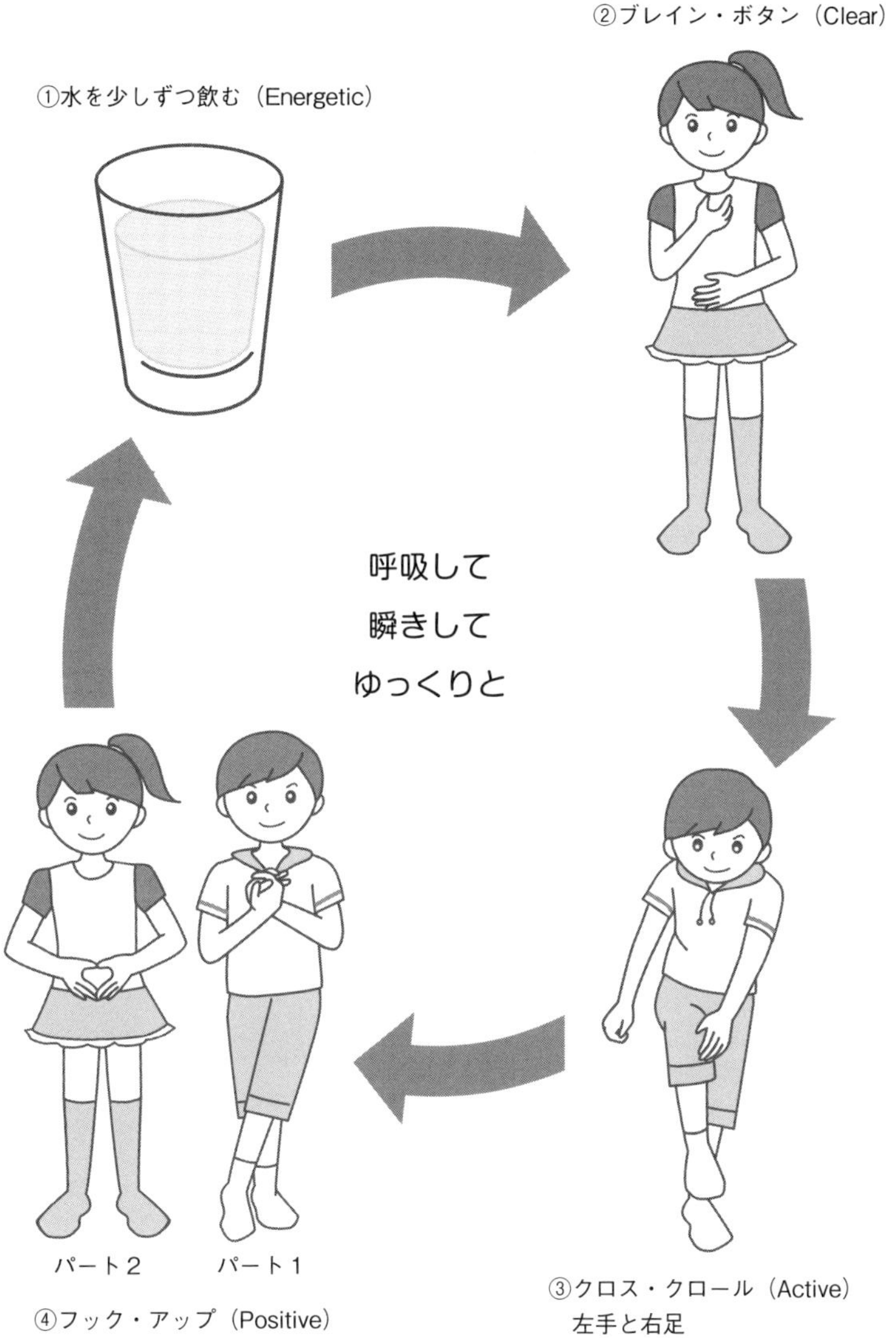
右手と左足
交互にタッチ

図8　PACEの4つの動き
（　　）はキーワード。頭文字を組み合わせると“PACE”となる

特に長期間ストレスを受けてきた人は、自分の身体に鈍感になっていることがあり、深く呼吸できないことにすら気づいていないこともあります。「水を飲んだとき、自分の身体はどう反応しているか」という単純なことに意識を向けるだけで、今の自分の身体の状態に気づきやすくなります。自分を表現するのが難しい人、背中が丸く顎の出た姿勢の人などは、水を飲み込むときに、喉に緊張があるのに気づきます。心臓を抱えたような姿勢になっている人は、ちょうどそのあたりだけ水が流れるのを感じられなかったりします。

スムーズに水が流れるのを感じられるための姿勢を意識して、姿勢を正して水を飲むことは、身体の中の左右・前後対称軸を感じることになります。これを何度か繰り返すうちに姿勢がよくなり、胃まで楽に水が流れるのを感じられるようになると、基本のエネルギーは体内を上手く流れていることになります。

ストレスで負荷がかかると、脳の中では、外界からの情報を少しでも早く伝達することによって、楽になろうとします。脳の中の情報伝達には、脳内神経のシナプス間隙における化学的物質による情報伝達と、神経軸索での電気（膜電導）による情報伝達があります（図9）。薬はこのシナプス間隙での伝達の調和を図ろうとします。身体を動かしたり、水分をとることは、シ

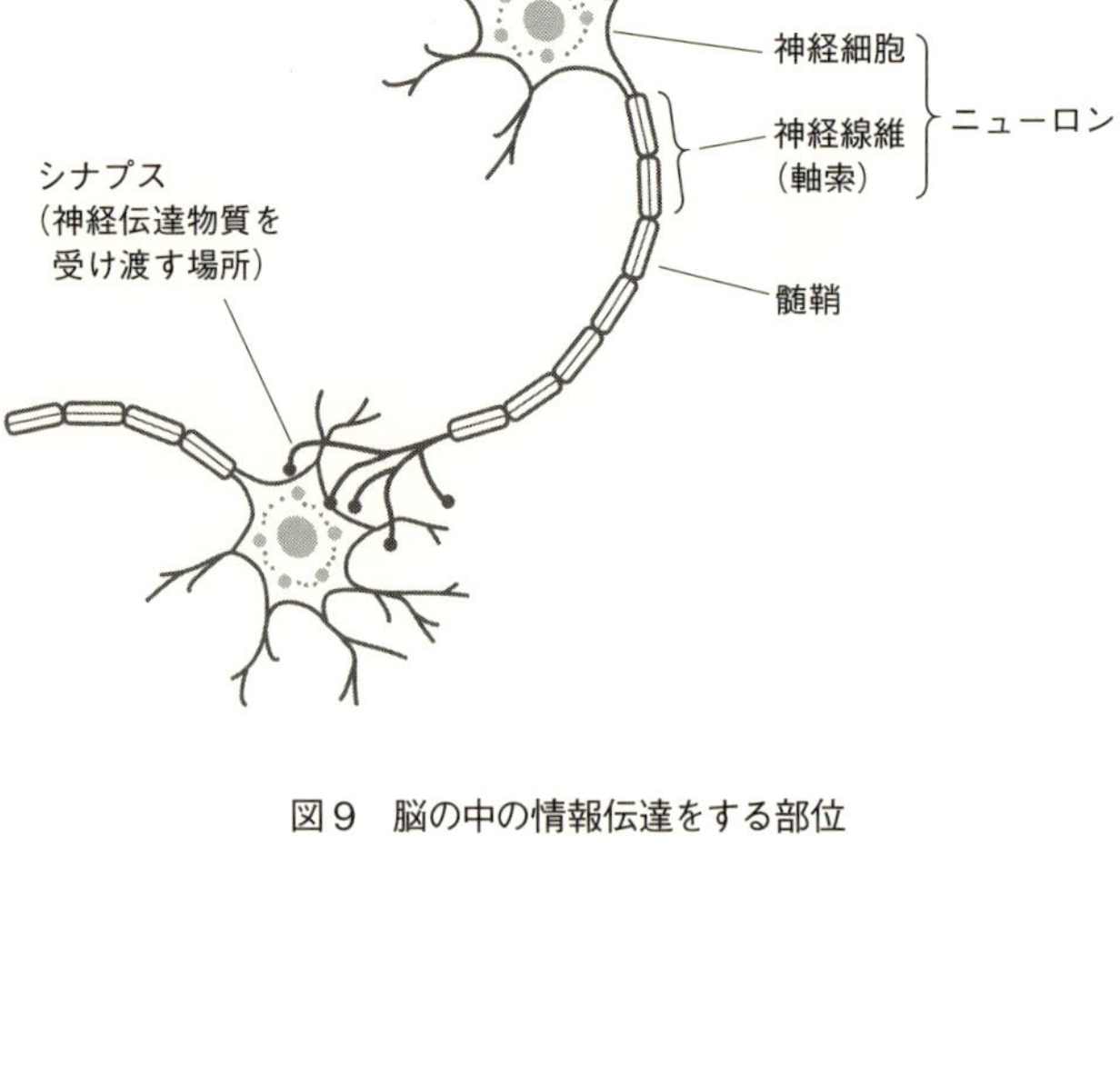

図9　脳の中の情報伝達をする部位

ナプス間隙の情報伝達だけではなく、軸索での膜電導がスムーズにいくようになり、脳内神経ネットワークの情報伝達をスムーズにしてくれます。

ストレスが過剰になると、口渇（口のかわき）が生じるので、水を飲みたくなりますね。また、服薬している人は、副作用としての口渇が生じることがあります。この場合は、脳の薬への過剰反応のために、自分の身体が、通常以上の水を必要としていると考えられるので、精神科の治療を受けている人で、水中毒になるくらい過量飲水している人は、器質的な障害があるか、過量投薬の可能性があることを考慮することも大事です。水の飲み方や飲む量や回数など、よりよい水分摂取方法を学んでいく必要があるかもしれません。

不安が強くて水を飲むことが強迫行為になっている場合や、不安のためにどうしても水が飲めない場合もあるでしょう。そのときには、まず、不安や緊張への対処方法を学ぶ必要があります。例えば、ブレインジムの動きや、身体を使って、不安を処理する方法を学んだり、生きがいを探してみたりすることも有効です。

水も固形物も飲み込むことが苦手な拒食症の人がいました。水を飲むのに抵抗がありましたが、何とか舐めるくらいまでには飲んでくれるようになっていました。コップを唇に近づけて一口飲むたびに、肩に力が入って肩が上がり、背中が丸くなりました。コップを唇から離すと、まるで一〇〇m走をした後のように、はあはあと息をきらしました。こういう場合、緊張に気づくたびに、自分で筋緊張を弛緩させる練習が必要になります。水を飲むという行為は、普通ならばリラックスして落ち着いて力を出せるはずなのに、まったく逆の反応を起こしています。第一章で紹介したTFT（41頁）では、エネルギーの逆転した状態と考えます。これはこれで間違いということではありません。しかし、第一章のTFTで紹介したように、圧痛領域を揉み、手の横、鼻の下、人さし指を繰り返しタッピングすると、一時的に水を飲む行為を楽にしてくれる可能性が高いです。

水は眠気を覚ましてくれます。いつも眠くて思考が止まっている人や、発達障がい傾向のある子ども、ストレスが過剰にかかっている人は、水を飲んですっきりすることによって、少しずつ水を飲むという簡単な行為が、自分の身体状況の自覚を促し、その改善や解決に目を向けさせるチャンスとなって、自分を助ける簡単な手段にもなることに気づきます。水を飲むだけで、心が晴れやかになって帰っていった男の子もいました。

目の動きをスムーズにして視界を明るくしてくれる ——ブレイン・ボタン

二番目は、〈**ブレイン・ボタン**〉です（図10）。

「片手をおへそに当てましょう。もう一方の片手の親指と他の指を広げて、鎖骨の下に当てます。その場所は、中央に二カ所飛び出ている鎖骨の骨から二〜三cm下にいってそこから左右にやはり三cmくらい離れた所です。経穴なので、左右に指を広げていくと穴のように引っ込んでいると感じる部分があり、この二つのポイントを強く押すと痛みを感じる人が多いです。この鎖骨下のポイントを指でマッサージします。呼吸することを忘れずに、肩の力を抜いてリラックスし、指でしっかりとマッサージしてみて下さい。これができたら、顔をまっすぐに前に向けたまま、ゆっくりと水平な線に沿って目を左右に動かしてみましょう」

はじめて、ブレイン・ボタンをするときには、指でマッサージしながら同時に呼吸することや、マッサージしながら同時に目を動かすことなどの動作をするのが難しい人もいます。しかし、続けているうちに上手になります。目を動かしにくい人は、目と一緒に顔を動かしていることがあります。目を動かすときに頭も一緒に動いてしまう人は、目を動かすことが困難に感じるかもしれませんので、目を動かそうとイメージするだけでも構いません。何度も続けていると、そのうち動くようになります。この鎖骨下のポイントに硬いしこりがある人もいますし、呼吸の浅い人などでは、ここに触れただけで「痛い！」と飛び上がる人もいます。自分のできる範囲でいいので、少しだけ負荷をかけて揉んでみましょう。一〜二週間たつうちに、この部分での痛みやしこりがなくなってきます。

　このブレイン・ボタンの位置あたりから、首を通って太い血管が脳に通っています。新鮮な酸素と血液が脳に行くようにイメージしながら、しっかりマッサージをしましょう。頭や視界がすっきりして目が楽に動くようになっていることを感じられる人もいるでしょう。


　発達障がいの人の中には、自分の身体に触れられない人もいるし、触れられるけど揉めないという人もいます。気にする必要はありません。それで構わないので、続けてみましょう。

　ある男の子は、はじめてブレイン・ボタンを教えたときに、片手は、おへそから一五cmくらい脇のほうにズレたあたりで体表から一五cmくらい離れた場所に置

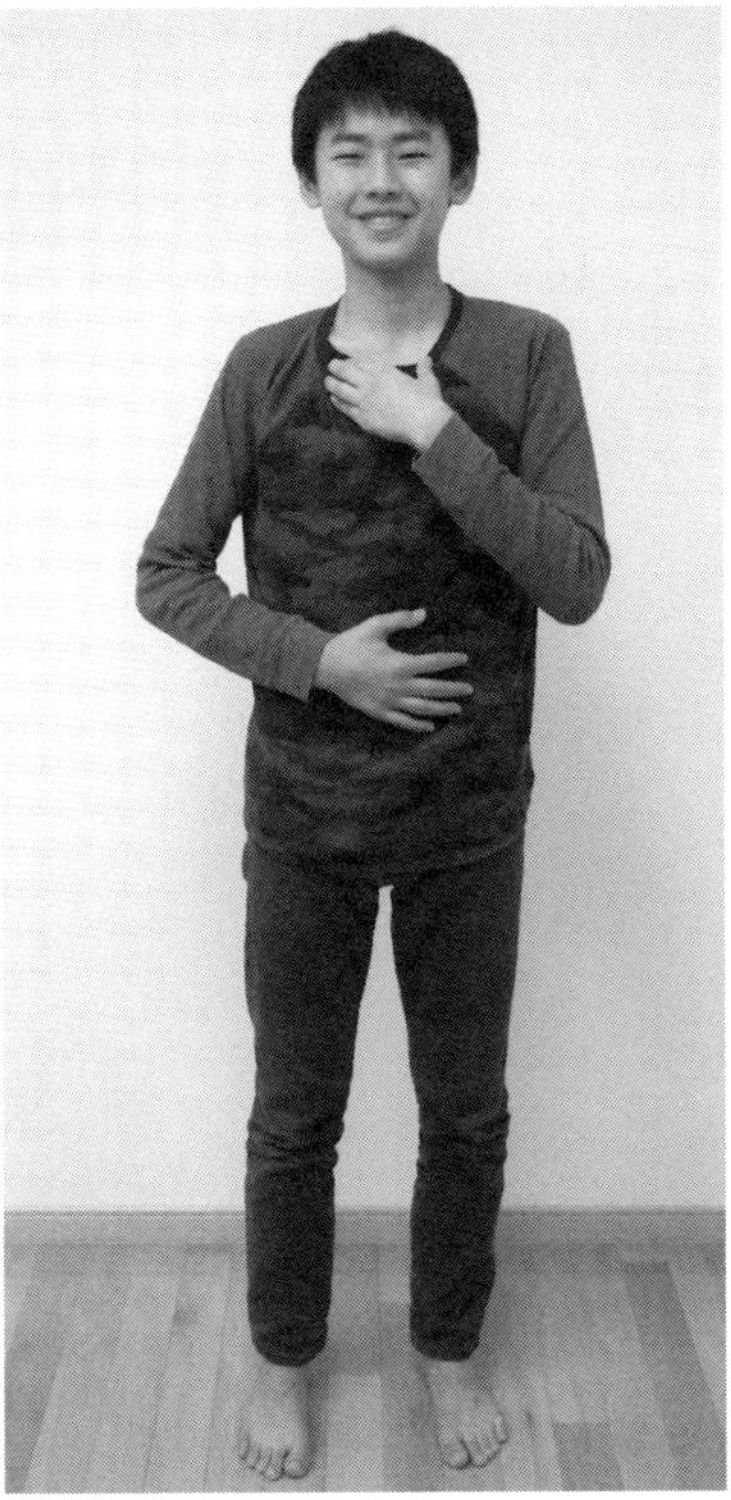

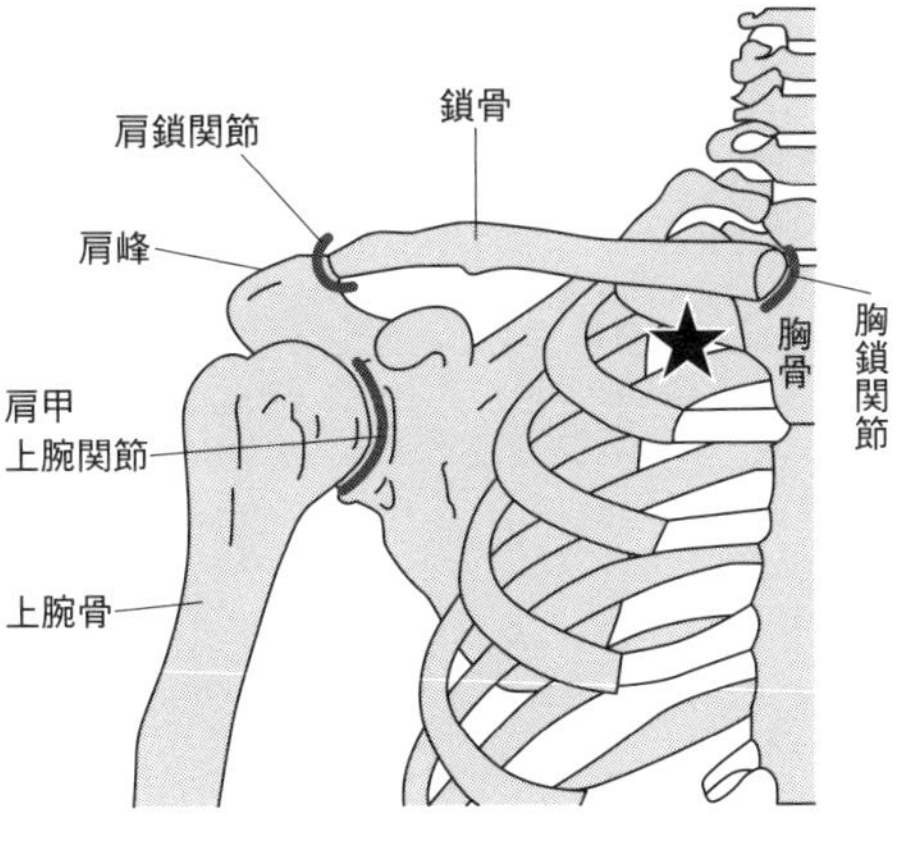

図10　ブレイン・ボタン
（本文「　」内の動きの解説を参照）

きました。もう一方の片手は、鎖骨下のブレイン・ボタンの位置の場所から横に一五cmズレて、体表の上から一五cm離れたところに置きました。それでも、半年くらい続けるうちに、だんだん身体の真ん中のおへその位置と鎖骨下のブレイン・ボタンの位置を習得し、ついに体表のそれぞれのポイントに指を触れられるようになりました。はじめ、指に力が入らず、鎖骨下のポイントを揉めない人も、揉むことを意識していると指に力が入るようになってくるので、揉むことができるようになります。忍耐強く続けることが大切です。

てんかん症状のある人は、鎖骨下のブレイン・ボタンのポイントの、左と右のポイントをそれぞれ一カ所ずつ揉むなど、慎重にしてみましょう。

このブレイン・ボタンのポイントは、キネシオロジーでも重要なポイントだそうで、このポイントに刺激を加えることで読書のスピードが上がるというデータがあります。

身体の両側を同時に動かすことで脳に働きかける ——クロス・クロール

三番目は、〈**クロス・クロール**〉です（図11）。

「歩行のような動作です。左足をあげて右手で左足の太ももに触れます。次に右足をあげて左手で右足の太ももに触れます。腰と肩が協調して動くことが大切です。腰と肩が『こんにちは』と出会えるように胴をひねって両側を同時に動かしましょう。できる人は、太ももに肘をくっつけてみましょう」

クロス・クロールは、対側性（身体の反対側を繋ぐ）の動きなので両脳を同時に働かせています。

上記に書いたような、クロス・クロールをしているように見えても、クロス・クロールとはならない動きをしている人を案外と多く見かけます。腰の引けているクロス・クロールや、腰は動いているのだけれど、肩がまったく動かず、腕が振れない人もいます。

そういう人に、肩と腰にきちんと「こんにちは」をしてもらうようなクロス・クロールをしてもらうと、途端にフラフラし、自分の腰の硬さや肩の硬さに気づきます。手足をバラバラに動かしている人もいます。手が元の位置に戻るよりずっと先に、上にあげた足がばたんと一気に地面に降りる人もいます。からだを真直ぐに保ってクロス・クロールをできない人もいます。クロス・クロールをしながら、頭をグラグラ揺らす人もいます。

まず、自分の思うようなクロス・クロールをしてみましょう。それで安心できたら、次に、足が手より先にばたんと地面に落ちないような動きになるように注意して、手足同時にリズミカルな動きをするよう意識して、手足を動かしてみましょう。それができたら、さらに、頭と上体を結ぶ正中線をしっかりと真直ぐに保ってクロス・クロールをしてみましょう。

クロス・クロールをするだけでも、いろいろなことがわかります。肘と膝を合わせるクロス・クロールをしてみると、気持ちいいことを考えているときには、

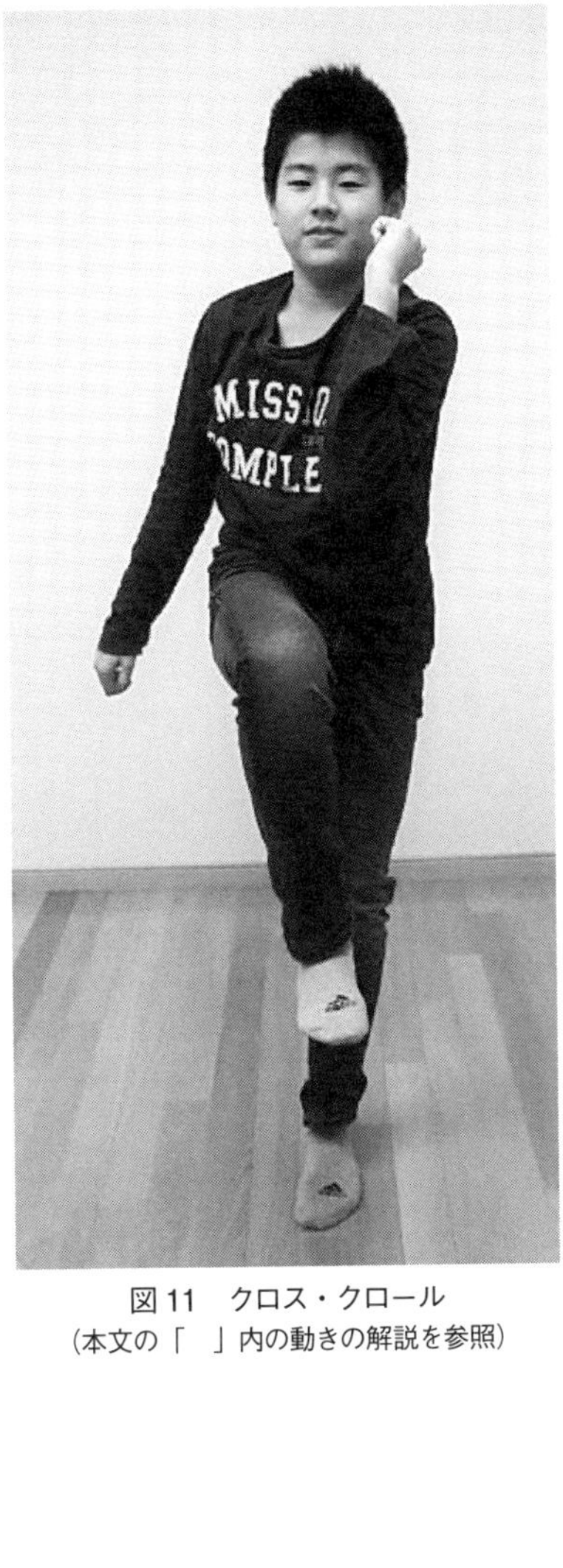

図 11　クロス・クロール
（本文の「　」内の動きの解説を参照）

肘と膝を楽にくっつけることができるのに、ストレスに満ちた出来事を考えると、途端にくっつけることができなくなります。普通にクロス・クロールできているときでも、遠くを見てもらうと、たちまちクロス・クロールをするのが困難になることもあります。そういうときでも、続けてクロス・クロールをしていると、楽にできるようになります。こういう経過自体が、自己調整に繋がります。日々の暮らしの中で、動きを使って体調や心の調子に気づき（セルフチェック）、動きを使って不調を改善（セルフケア）しておく癖をつけると、不調がひどくなったり、長く続いたりすることはありません。

ときどき、すぐに「疲れた」と言ってクロス・クロールをしたがらない人がいます。そういう人は、生きるエネルギーが低下しているように感じられ、生き延びることを諦めているのではないかと心配になることがあります。

クロス・クロールをするときに、「こんにちは」をする肩と腰をつなぐ線を背中に意識してもらうことがあります。肩と反対側の腰を結ぶ線を交互にイメージすることよって背中にXができます。ちょうどXの中心が横隔膜あたりになります。横隔膜を意識してクロス・クロールをすると、横隔膜のリラックスに繋がり、胴体をひねっているので、肋間筋などの呼吸筋をリラックスさせ、鍛えることにもなります。呼吸が浅い人は、クロス・クロールを続けると、まず、息を長く吐けるようになります。

次に息を深く吸うようになるためには、肩や首を柔らかくする必要が生じます。クロス・クロールをするときに、両腕を上にあげた位置から振り下ろすと肩が柔らかくなります。腕を元の位置に戻すときに、肩を後ろに引けるくらいしっかり腕をあげるようなクロス・クロールをすると、息を吸うのも深くできるようになります。腕を上にあげたとき、肘を曲げて身体を縮こませている人がいます。ゆっくりでいいので、肘を伸ばして自分のスペースを大きくとるクロス・クロールをしてみると、心のスペースも広がります。

重度の神経症タイプの人や大人のアスペルガーと診

断されたような人の中には、クロス・クロールができるようになると、「気持ちいい」と言って、自ら積極的にクロス・クロールをするようになる人もいます。クロス・クロールによって、内にこもって表現できず病的なほうに向かっていた大きなエネルギーが、外に出てくるようになると、生き辛さが少なくなっていきます。音楽をかけて楽しくクロス・クロールをしてみましょう。

心を落ち着かせてくれる
——フック・アップ

四番目は〈**フック・アップ**〉です（図12）。

フック・アップは、パート1とパート2の二つのポーズからできています。はじめは立って下さい。

［パート1では、まず、足首を交差させます。親指が下に向くよう掌を外に向けて、両腕を前に伸ばします。それから、組んだときに上になっている足と同じ側の腕を上にして、手首を交差させます。さらに両手の指を組み合わせ、そのままぐるっと下から手前に回して、組み合わせた手が胸の前で上を向くようにして下さい。一分以上その体勢を保ちながらゆっくり呼吸します。目を閉じて、息を吸い込むときには、舌の先端を上の前歯のつけ根に軽くつけましょう］

次に、パート2のポーズに移ります。［パート1の動作を終えたら、腕と足を解きます。足の裏を床に平らにつけ、両手の指先を胸の前で合わせて下さい。さらに一分ほど深く呼吸を続けます。息を吸い込むときには、舌の先端を上の前歯のつけ根に軽くつけましょう（日本教育キネシオロジー協会：東日本大震災支援ツールから許可を得て掲載）］

筆者は、「左右の指を合わせて胸の前に置くのが気持ちいい人は胸の前に、おへその前に置くのが気持ちいい人はおへその前に置いて下さい」と言うこともあります。ゆったりと呼吸をしながら、肩の力を抜いていきます。力を抜くときには、舌が上の顎からはずれても構いません。ゆっくりと呼吸をして余分な力を抜きましょう。目をつむると怖い人は、目を開けたままにして下さい。

フック・アップは、立ってしても座ってしても横になってしても構いません。

前庭系が不安定になっていると、立って目をつむってパート1のポーズをとると、フラフラして立っていることができません。そのときは座ってフック・アップをして下さい。フラフラするのがいけないのではなくて、今のその自分の状態に気づくことができるので、これからの行動を慎重にするか、少し身体を休めたほうがいいのかなど、自分の身体について考えることができます。案外と自分のストレスと身体の関係に気づ

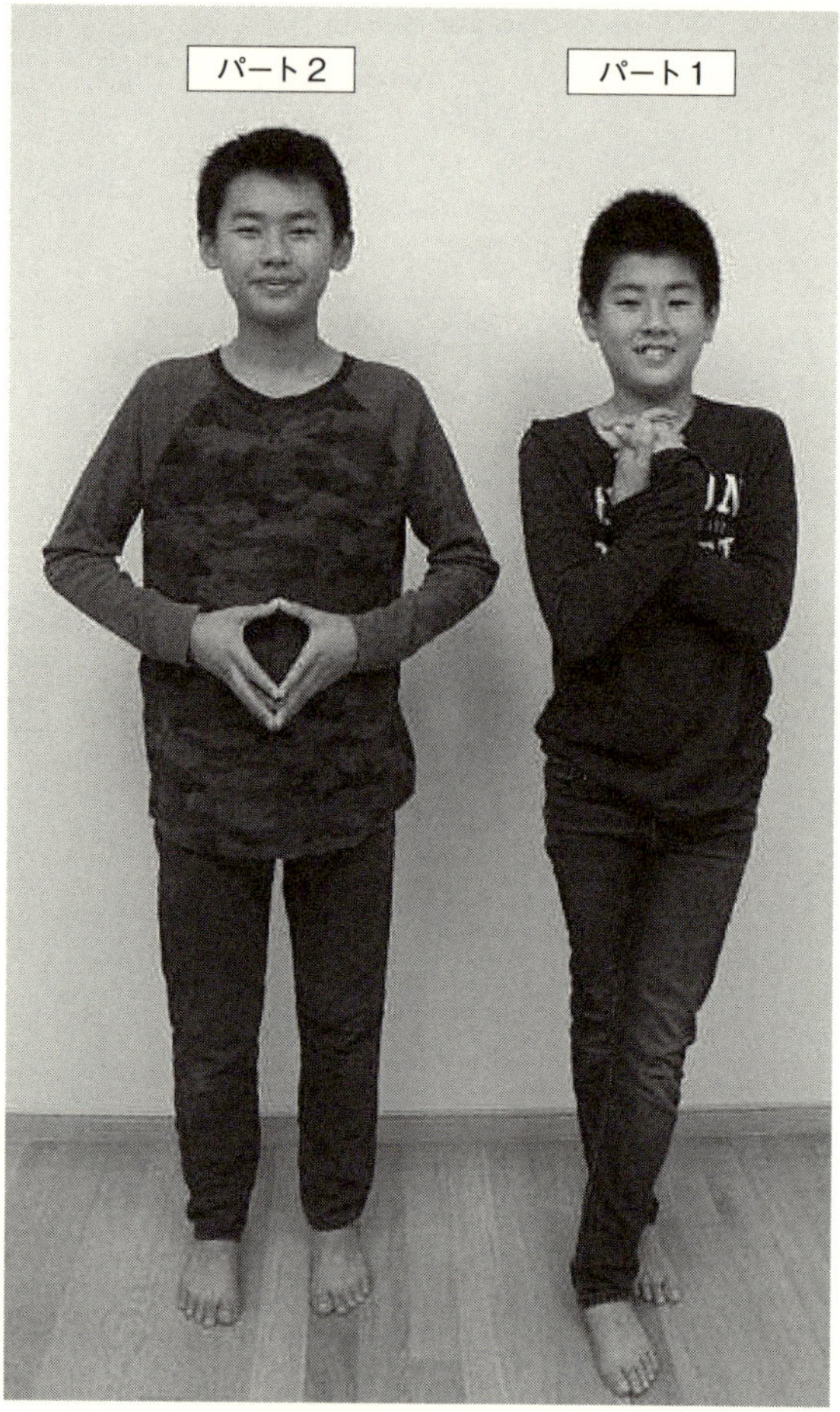

図12　フック・アップ
（本文の［　］内の動きの解説を参照）

けない人は多いので、ストレスがかかっているか否かの判断に使いやすいと思います。

パート1で手首を交差できない人は、そのまま交差しないで両手を組んでもかまいません。両手を組むことができない人は、Xの形で腕を胸の前において下さい。

フック・アップは、感情的になるようなストレスによって起こった、闘うか逃げるかの反応を緩和してくれます。手足を身体の中心に向かわせる姿勢をとることで、闘うか逃げるかの反応によって、勢いよく末梢に流れ出た血液を身体の中心に集めるように働くのではないかと推測できます。フック・アップをしてもらうと、見ているうちに落ち着いていく様子がわかります。感情的になった自分を落ち着かせて、冷静な自分に戻すことができるので、筆者は、祈りのポーズと呼んでいます。気持ちを落ち着かせてくれ、高くなった血圧を下げたり、低い血圧をちょうどよいところまで上げてくれたりする働きがあるようです。筆者のところに来院された、血圧に異常が見られる患者さんたちに、血圧測定をさせてもらいました。横になってするフック・アップの前後で血圧を測定すると、この結果を再現できました。東日本大震災の後でも、フック・アップが血圧の調整に役に立ちました。急性ストレス障害で高血圧にある人は、慢性的なストレスに移行しやすいと言われることもありますので、早い段階でこのような動きをしながら血圧を下げる試みをしてみるとよいと思います。

舌を上顎につけると、三叉神経（体性運動性と知覚性の混合神経。脳神経の中で最大の神経）を刺激します。三叉神経は上顎、内耳前庭系を支配しているので、呼吸しながらフック・アップをすることで、それらの緊張を緩めてくれるとも考えています。

寝る前にフック・アップをすると、よく眠れるという人がいました。パート1をしているとそのまま眠りに入り、パート2までいけないというのですが、そのようなときには、それでいいと思います。

PACEはできましたか？

すべて終わったら、PACEができたか確認しましょう。

喉は潤っていますか？　水は足りていますね。足りなければ、もう一度飲みましょう。

呼吸は楽にできていますか？　目の前は明るくなって、周囲を楽に見ることができていますか？　両足の裏は、しっかり地について、落ち着いていますか？　やる気は湧いてきますか？　前向きな気持ちになれますか？

こんな感じになればPACEは完了です。

PACEをするときは、落ち着いた気持ちよい空間で、呼吸を忘れず、リラックスすることを心がけましょう。基本のPACEを覚えたら、立ってしても、座ってしても、横になってしても、そのときどきで自分を落ち着かせるように、可能な範囲内で、無理せず続けることが大切です。PACEができるようになるまでに、たくさんの動きやおしゃべりが必要なこともあります。PACEをするだけでも、PACEをする前とは、違う身体感覚を感じることもあり、自分自身によって、自分の身体と心をチェックしながらケアをするという自己調整となります。

4　目標を考えて動くこと

目標をイメージする

目標をイメージできることは、ブレインジムの効果をあげるために、とても大事なことです。ブレインジムでは、ほんの少し先にある未来を目標に設定します。脳の中で、実現可能な自分のゴールをイメージできる目標を作ります。

第四章で事例に記したBさんは(166頁)、曖昧な話し方が身についていて、抽象的なことしか話せませんでした。Bさんは問題を自覚すると、とても苦しくなるために、過去には曖昧なまま物事を捉えることが必要でした。今後、「自分はどのように生きたいのか」

といった自分のことについて考えられるようになるにつれ、自分の前に立ちはだかっている、この曖昧な話し方をする癖を改善する必要があると自覚できるようになってきました。このように、自分がどうなったらいいのかと考えることや、具体的な解決イメージを探すことが必要になります。あまりに遠い目標は、達成するのが困難です。遠い将来の目標を達成するためには、今の自分はどうなればいいのか、今の自分にできるだけ引き寄せて考えてみましょう。

自分がどの方向に進みたいのか、どうなりたいのかは、人任せにできません。その人にとって、どのようになることが心の不調の改善に繋がることなのか。心の不調から解放されたら、自分はどのような状態にいるのか？　そのときどう行動しているのか？　ブレインジムの支援は、それらを探すところからはじまります。

前向きで心から願う無理のない目標、積極的で具体的な目標、元気の出る小さな一歩となる目標を考えてみましょう。その目標をイメージしたときに、音や匂いなどの感覚が加わるくらい、しっかりと視覚的にイメージできれば、なおよいでしょう。

そして、その目標を言葉にしてみましょう。言葉遣いにも注意しましょう。否定的な言葉を使うのはできるだけやめて、肯定的な言葉を使いましょう。スッと身体に馴染むようなシンプルな表現にできますか？「リラックスして」と「集中して」という言葉の違いでも、身体の反応は違ってきます。言葉を声に出して言ってみましょう。そのときに、心から願っているので自分を前向きにしてくれる目標か、積極的にそこに向かうという気持ちが出てくる目標か、誰にでも理解できるような具体的で明確な表現か、元気が湧いてくるかどうかを、もう一度自分の身体に聞いてみましょう。

治療を求めて来られる方は、解決イメージをすぐに浮かべられないことのほうが多いです。解決イメージをすぐに浮かべられる人は、治療時間が余りかからないで終結します。また、ブレインジムでは肯定的言葉遣いを推奨されますが、精神科での筆者の体験では、稀に、肯定的な言葉遣いは目標達成を考えるうえでハードルが高すぎる人もいます。否定的な言葉を否定するような言葉遣いが、その人にとって目標達成の最適な言葉になる場合もあります。人はみんな違うので、目標の階段をゆっくりと一つひとつ登っていきましょう。

意図を明確にする

何を考えながら動くかによって、同じ動きでも効果は違います。意図を明確にしないと、身体からの信号をどう受け止めて、どういう神経ネットワークを築いていいのか、脳にはわかりません。そのように、目標を目指す自分の意志のことを、心理学者の成瀬悟策は「主体」と呼び、V・E・フランクルは、「ガイスト（精神）」と呼びました。言葉と身体から成り立っている全体としての心、意志（主体・精神）の示す目標に向かって、動きをすることが大切になってきます。

心の不調がある人は、はじめに、ブレインジムの動きで嫌な気分を吹き飛ばしてから目標を考えたほうが、考えやすいかもしれません。未来をイメージすることができたら、心の不調は改善する兆しです。

目標を明確にするのに役に立ったブレインジム

まれに目標をイメージできない人もいます。そのときには、ブレインジムの動きやPACEを繰り返していると、気分が晴れてきて、自分の目標に気づくことができるかもしれません。目標を探すというバランスをとることもできます。

例えば、ブレインジムを続けて身体感覚を感じられるようになった人の中に、こんな人がいました。はじめに、X（エックス）を見ると「全体を捉えきれない。目の焦点がはあちこち飛んで見にくい感じ」でした。こちらから見ても、その人の目の焦点は、ぼやけていました。＝（平行線）を見ると、「すっきりしない。お腹がきゅっと痛くなった」と言いました。こちらから見て、その人の瞬きが増え、つばを飲み込むときに喉に力が入る様子が見えました。目をつむると、Xを思い浮かべるのは困難でしたが、Ⅱは思い浮かべられました。水を一口飲んでもらうと、「スーッと流れてお腹にしみる」と言いました。もう一口飲んでもらって、Xを見ると、Xが見やすくなって、目の焦点はぼやけていませんでした。Ⅱも見やすくなり、「お腹もキュッと痛くならない」と言いました。もう一口水を飲んでもらうと、Xを思い浮かべられるようになり、さっきと違って、Xは、はっきり見えました。クロス・クロールをすると、Ⅱを見ても大丈夫な感じに変わりました。

その人が、今日話したいと思ってきたことを思い浮かべると、ここに入ってくるまでは、もやもやして気分が暗くなる感じがありましたが、今はそういう感じを抑えることができ、頑張って解決に向かおうと前向きに変化していました。さらに、前向きな感じを強化したいために、その人は次にあげるブレインジムを選びました。PACEで紹介したフック・アップと、後で紹介するアース・ボタン（139頁）、カーフ・ポンプ（145頁）、エレファント（148頁）をすると、焦点がはっきりしてきました。自分が問題を広く捉えすぎていたことに気づきました。どういうふうに問題を絞っていけばいいか、考えられるようになりました。Xを見ても全体がまとまって感じられ、Ⅱを見るのも楽で、はじめと違っていました。XもⅡもどちらもしっかり見ることが大丈夫になると、目標が明確に考えられるようになりました。面接終了後、その人が言うことには、「Xを見ることがこんなに効果があるとは思わなかった」そうです。

5　身体に表われる心の不調とブレインジム

この第三章の一番最後に、この本で記載したブレインジムの動きのやり方を説明しています（137頁から）ので、それを読んで参考にして下さい。

■心の調子を整えるには、ダイナミック・ブレインの状態になることが大切

これまで書いてきたように、ブレインジムでは、左

右両方の脳が一緒に働き、両目、両手、両耳などが正中領域でスムーズに使えて、学びを起こせる状態を、ダイナミック・ブレインと呼び、この状態が、心の調子も身体の調子も一番よい状態だと考えます。身体で言えば、無意識に生じる生存のための反射の動きを、意識下で統制できる、楽な自動的な動きに変えるために、ブレインジムの動きをすることが役に立ちます。

身体心理学の父とされるウィルヘルム・ライヒの流れを汲むボアデラは、胎児からの身体と心の発達に注目し、生命エネルギーの流れを整えることを目標にしました。母の胎内で、受精卵は系統発生を繰り返しながら成長していきます。胎児期早期に神経管ができ、まだ脳と言えない頃から、胎児の身体は、ぴょこぴょこ動きはじめます。この神経と筋肉の発達に伴う動きが、GM運動とか原始反射と呼ばれるものになります。原始反射は、普通は、成長と共に、随意筋の自己調整ができるにしたがって、影を潜めていきます。ところが発達障がいのある人、帝王切開で生まれた人や重篤なトラウマを被った人に、こうした反射状態を見つけることがあります。

赤ちゃんの動きは、発達心理学者のピアジェが「原始反射による環境との相互作用で偶発的な動きを繰り返す体験が、意識的な動きを獲得する」とした動きばかりではなく、近年、胎児期からの赤ちゃんの動きの研究が進み、赤ちゃんには自発的な動きもあることがわかってきています。心の調整について考えるこの本では、科学的根拠は確立されていないことを認めながらも、原始反射の意義について、ストレスとなる刺激が来たときの反応として、脳幹に数ある反射の中から、後ろのほうの脳が動かなくなってフリーズする恐怖麻痺反射と、中のほうの脳で起こる闘争逃避反応に引き継がれるモロー反射を選び、この二つの反射が関与しているような身体の状態を念頭において考えてみます。

恐怖麻痺反射はモロー反射に引き継がれ、モロー反射は闘争逃避反応に引き継がれます。これらの間には連続性があるので、ここまでがこの反射パターン、ここからがあの反射パターンと、区別できないところが難しいところです。大きなトラウマを被ると、この連続性の中の、どこまで過去の反射状態に戻るのかという視点から考えることもできます。子どものときに、自分の心を守る防衛機制として使い慣れていた反射を使って、恐怖麻痺反射の位置まで戻ると、うつ、引きこもり、パニック障がい、解離となる症状が現われ、モロー反射の位置まで戻ると、双極性障がいII型、不安障がいなどとなって現われるのかもしれません。

恐怖麻痺反射のような状態になり、不安や恐怖に対して麻痺が起きた状態が続くと、世界は怖いままです。モロー反射が活性化された身体では、身体の防御反応が警戒態勢に入り、交感神経系と副腎が刺激されます。危険にのみ注意が向いて視野狭窄を起こし、心臓が必死に動いて血液がどっと末梢に流れ、いつでも動けるように筋肉が緊張します。そのような興奮状態が続くと大変疲れるので、外界からの刺激を遮断するために感覚を鈍麻させることになって、鋭敏な感覚を持ちながら鈍感になるようなアンバランスな状態になります。敏感すぎる状態も鈍感すぎる状態も、普通の人の理解が得られにくいので、どちらの状態も上手くコミュニケーションをとることができません。

ストレス時の姿勢や表情などにおいて、反射としての身体状況を自覚できるようになると、それらを改善する突破口が見つかります。恐怖麻痺反射やモロー反射が起こる脳幹と、闘争逃避反応の起こる大脳辺縁系との神経ネットワークが上手く機能し、それが土台になって大脳皮質との神経ネットワークが築かれるという考え方をもとにして、ブレインジムの動きをすることによって、これらが上手く機能してダイナミック・ブレインの状態になると、落ち着いた気分で落ち着いて行動できるようになります。

危機に直面したときに固まる
——恐怖麻痺反射状態

恐怖麻痺反射は、初期胎内反射で、受胎後五〜七・五週に出現し、原始反射発達の基盤となります。この反射は驚愕に対する究極の反作用として活性化します。この反射の身体の状態は、凍りついて固まった状態、息を止めて身体を硬直させ、死んだふりをして難を逃れようとしているような状態です。能面のような表情になり、声にも抑揚がなくなります。心拍数が減り、血圧が下がります。

恐怖に対しては、極度に敏感になる人と極度に鈍感な人に分かれます。恐怖に遭遇したほとんどの人は、恐怖に敏感になり、いつも恐怖感に脅かされて、瞬きが少なくなり、目の焦点がぼやけます。瞳孔が小さくなって焦点がぼやける人もいて、観察力のある人がそのような人を見ると、瞳の中に宿るその人自身が後ろに下がったように見える場合もあります。視野狭窄が起こり、目を動かす筋肉も固まります。恐怖麻痺反射状態を有する人は、通常、視線を合わせるのが苦手ですが、人と目を合わせるときにジッと凝視することもあります。すべての筋肉を緊張させるために、うつむいて背中も丸くなり、手足を縮めて身を守り、姿勢が悪いまま固まっています。何事にも否定的で落ち込みやすく、極度の怖がりなのに、怖い思いをしていることを人に知らせることもできず、一人で耐えている場合があります。このような人は、ストレスを受けると、声帯麻痺も起こりやすく、ひどい場合は、場面緘黙（自宅などでは普通に話せるのに、学校などの特定の状況で声を出して話せなくなる状態）を起こすこともあります。両目で焦点を合わせてXの交叉点を見ることができません。この状態は、身体感覚に気づく力を持てると、自分ですぐに気づけるようになります。

稀ではありますが、一見、恐怖に鈍感に見える人もいます。そのような人は、筋緊張させるエネルギーを使い尽くしており、何にも抵抗できないような、死ぬ一歩手前のような状態で、すべての筋肉が弱っています。

ブレインジムをするときに、普通に立ってするブレインジムが苦手だったり、他の人に触れられるのを嫌がったりする場合もあります。第一章で紹介したRMT（42頁）の動きを併用させると、関節などが緩んでブレインジムを導入しやすくなる人もいます。恐怖感の強い人には、押さえさせてくれるなら、足裏にある湧泉というツボを押さえます（図13）。床の上で、両腕を使わないで背泳ぎするような芋虫の動きも、この反射を抑えるのに役に立ちます。

■恐怖麻痺反射状態に対するブレインジムの動き

恐怖麻痺反射状態になったときには、緊張状態を解きたいので、まず、顔の表情を作っている表情筋を緩めます。両手の親指以外の四本の指を揃えて、おでこの中央の鼻筋のラインの延長線上におき、おでこの真ん中から左右外側に皮膚を軽くひっぱるようにしてマッサージをします。これを数回繰り返します。同じようにして、眉の上、目の下、頬骨の下、鼻の下、唇の下でもマッサージを数回繰り返します。それを終えると、耳と顔の境界のあたりや、顎のラインに沿っても力を抜いてしっかりとマッサージしましょう。それから耳介《じかい》と呼ばれる、耳の外側もマッサージします。ブレインジムの動きとしては、ポジティブ・ポイント(141頁)、エナジー・ヨーン(143頁)、シンキング・キャップ(144頁)がこれらの表情筋を緩める動きになります。

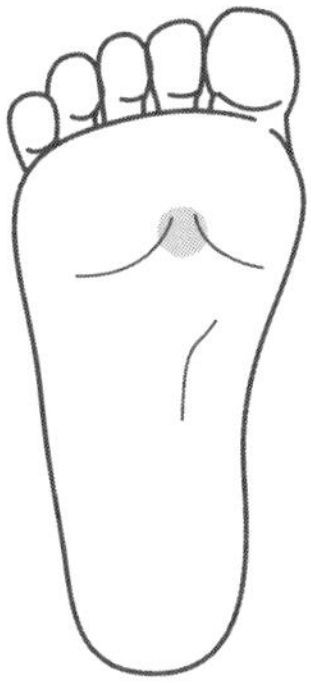

図13　足裏
湧泉のポイント

無理やり笑顔を作ってみるのも悪くないことです。精神科医の五十嵐は、ある施設の統合失調症の利用者さんに会うたびに「笑って!」と言って、自分の口角をニッとさせて笑顔を作って見せていました。それを三年続けた結果、その利用者さんは、ニヤッと笑顔を見せ、それから笑えるようになっていきました。人に笑顔を見せられるようになったので、新たな施設に移っても嫌われず、よい人間関係を築いているそうです。笑顔はコミュニケーションの最大の手段ですね。

次に、首の筋肉を前後、左右に動かして伸ばしたり、首を回したりして、首の前や首の後ろの筋肉を緩めましょう。顔を横に向けると、耳の下から鎖骨の飛び出ている骨のところまで、盛り上がっている太い筋肉に触れることができます。この胸鎖乳突筋と呼ばれる筋肉を、耳のすぐ後方下から鎖骨にかけてしっかりとマッサージします。肩に力をいれないでリラックスして行なうようにします。ブレインジムでは、ネック・ロール（145頁）やバランス・ボタン（138頁）をして、首に働きかけて緩める動きをするといいです。

さらに、ランニングの前に準備体操でよく行なうアキレス腱を伸ばす動きをしたり、ふくらはぎの筋肉を揉んだりして、それらの筋肉を緩めます。ブレインジムでは、フット・フレックス（146頁）をして、脳に「ふくらはぎの筋肉を緩めていいよ」と信号を送り、カーフ・ポンプ（145頁）をすると、それらの筋肉群を緩めてくれます。これらをするだけでも、落ち着いて深い呼吸をすることができるようになります。

それでも、呼吸が浅いときには、ヒーリングセラピーなどで、火の呼吸と呼んでいる、お腹で大きく息を吸って小刻みに息を吐いて代謝をよくする呼吸をすることによって、呼吸をすることを助けます。ブレインジムでは、ベリー・ブリージング（101の講習会にでると習得可能）と呼ばれている動きです。

それから、ふらつくことなく気分が悪くならなければ、リラックスして腰骨を立てた姿勢で、ブレイン・ボタン（86頁）で目を左右に動かし、アース・ボタン（139頁）で目を上下に動かし、スペース・ボタン（141頁）で焦点を遠近に合わせて、身体に正中線を教え、目を楽にして視野を広げ、両目を正中領域で十分に動かせるようにします。

これらについては、難しくてすぐにできなくても大丈夫です。笑顔になれるようになった患者さんのように、ゆっくりと長い時間をかけて継続して行なえばいいことです。いつのまにか改善しています。

ストレスにさらされ続けると気分の変動が激しくなる
——モロー反射状態

モロー反射は、受胎後九〜一一週の前庭組織が発生するのと同じ頃に出現する原始反射です。普通は、生後四〜六カ月後に統合されます。突然の刺激がくると、赤ちゃんは両腕を開いて上方に伸ばし、手指を開いて息を吸い込みます。そして、一瞬固まった後、息を吐きながら腕を元に戻して抱きつくような姿勢をとります。息を吐くときに泣き声をあげることができるので、周囲への助けが欲しいという警告を出す原始反射です。

この反射は、子宮の中で呼吸の仕組みを発展させ、お母さんのお腹から出てきたときにはじめての呼吸を促します。母親に抱きつくことを繰り返しているうちに安心感を得て、モロー反射は統合されていきます。統合されずにモロー反射状態でいれば、いつもネガティブ・ストレスと不安にさらされ、身体のすべての筋肉や消化器、循環器、呼吸器などはサバイバル状態となっていきます。

突然の大きな音や予期せぬ接触、視覚ストレスを起こす映像などでも、容易にモロー反射状態を起こします。モロー反射状態の身体では、息を吸い込んだ状態で肩と首が固まり、首や肩の動きが分化されずに他の筋肉と共に動く傾向があります。ブレインジムの動きで腕をあげてもらうときに、よく観察していると、肩や首や背中の筋肉までも動員して、すごいエネルギーを使って腕をあげようと頑張っている人を見つけることがあります。腕をあげるときに首や背中などの筋肉を巻き込んで、余分な力を使って腕あげをしている場合には、まず、肩の力を抜く動きをしてから、他の筋肉を巻き込まないようにリラックスしてもらい、腕をゆっくりとあげてもらいます。これによって肩が緩むと横隔膜も緩んで、呼吸がしやすくなります。解剖学・発生学専門の医師であった三木成夫によると、横隔膜を動かす神経と腕を動かす神経は頸の同じところから出ていて、手の運動と呼吸の運動は連動しています。手と足も中枢神経の仲介で連動しているそうです。リズミカルなクロス・クロールが呼吸のためにどれほど貢献しているかわかります。

モロー反射状態が続くと、気分にムラが出るために、怒りやすくて自己主張が強くなります。いつでも敵の襲撃に備えて身体を活性化しているので、睡眠時間が短く、気分もジェットコースターのように高低差が激しいので、すべての身体感覚も敏感だったり鈍感だったり極端で、筋肉も硬いところと柔らかいところが極端に分かれます。前庭刺激（内耳の平衡感覚を司る前庭器官で受容される刺激）に過敏になるため、乗り物酔いなどバランスに問題が生じやすくなります。強い光にも敏感です。

モロー反射状態に対するブレインジムの動き

このモロー反射状態への対処は、何より安心感が大事です。静かな音楽やマッサージ、アロマなどで聴覚、触覚、嗅覚などを落ち着かせると楽になります。感情的に不安定なときには、フック・アップ（91頁）やポジティブ・ポイント（141頁）をするように習慣づけると、落ち着いて物事を考えられるようになるかもしれません。

肩が固く張っている人は、常日頃から、肩を上げ下げしたり、首回し・肩回しをしたり、片腕ずつゆっくりと痛みがでないように腕を上にあげる動きを繰り返したりして、肩を緩めて腕を楽にします。両腕を上にあげられる人は、布団の上でうつ伏せや仰向けになって、息を吸いながらリラックスして、息を吐きながら肩を布団に押しつけるという動きを繰り返しても肩が緩んできます。ブレインジムでは、アーム・アクティベーション（148頁）という方法があります。

また、感情的問題が大きくなると、上半身と下半身の動きがバラバラになり、リズムがとれなくなってしまいます。腰の動きの制御に問題が生じやすいので、腰痛が起きやすいと考えられます。全身運動となるクロス・クロール（88頁）をすると、これらの状態を観察できます。

胸部に不安感や圧迫感があるときには、まず、肩を緩めて、両腕を上にあげられるようにしてから、筆者がバック・クロス・クロールと呼んでいる背面で手足をクロスさせるクロス・クロールをします。その動きは、まず、息を吸いながら、片腕を背後に振りあげ、振りあげた腕の反対の足を後ろ側に回して、顎をあげて胸をそらして背後で肩と腰を合わせるような動きをします。次に、息を吐きながら顎をひいて元に戻ります。それを続けると、胸の違和感が楽になります。さらに、両腕を真上に伸ばした状態から、片腕ずつ振り降ろして、反対側のあげた足の大腿部に肘をつけて腕を元の位置に戻すようなクロス・クロールをしてみましょう。そのとき、腕が上にあるときには、息をしっかり吸って手をパーにしてしっかり開いて指の先まで力が入るようにし、腕を降ろすときには息を吐いて力を抜きながら手をグーに握るようなクロス・クロールをしてみて下さい。

グラビティ・グライダー（148頁）をしても、胸部の不快感をとってくれます。

ふくらはぎや足首が固い人は、フット・フレックス（146頁）やカーフ・ポンプ（145頁）をして、それらを緩めましょう。音に敏感な人はシンキング・キャップ（144頁）などを続けてもよいようです。

毎日毎晩、夫と話すたびに大喧嘩になる女性がいました。彼女に横になってクロス・クロールをしてもらうと、手足の動きがバラバラでした。手足をリズミカルに動かせるようなクロス・クロールを指導すると、クロス・クロールが気持ちいいことに気づきました。フック・アップ（91頁）をすると、何かが違うので、毎朝毎晩していると言います。表情が少しずつよくなってきました。

反射状態を知り、ブレインジムの動きを選ぶこと

以上に書いたような反射について知り、自分の心が、今、どのような反射状態に対応しているか、自分で気づくことで、ブレインジムの動きを選びやすくなります。辛いときには、自分で気づくのは難しいので、周囲の誰かに気づいたことを教えてもらうとわかりやすいと思います。どんな場合でも、心の不調を和らげたり、心の調子を整えたりするには、サポートしてくれる人がそばにいることは、大変重要な要素になります。

恐怖麻痺反射状態の人も、モロー反射状態の人も、何度も呼吸をとめるために、呼吸がとても浅くなっています。ブレインジムをすると、上手に呼吸できるようになり、筋肉を緊張させたり、弛緩させたりという自己調整ができるようになります。

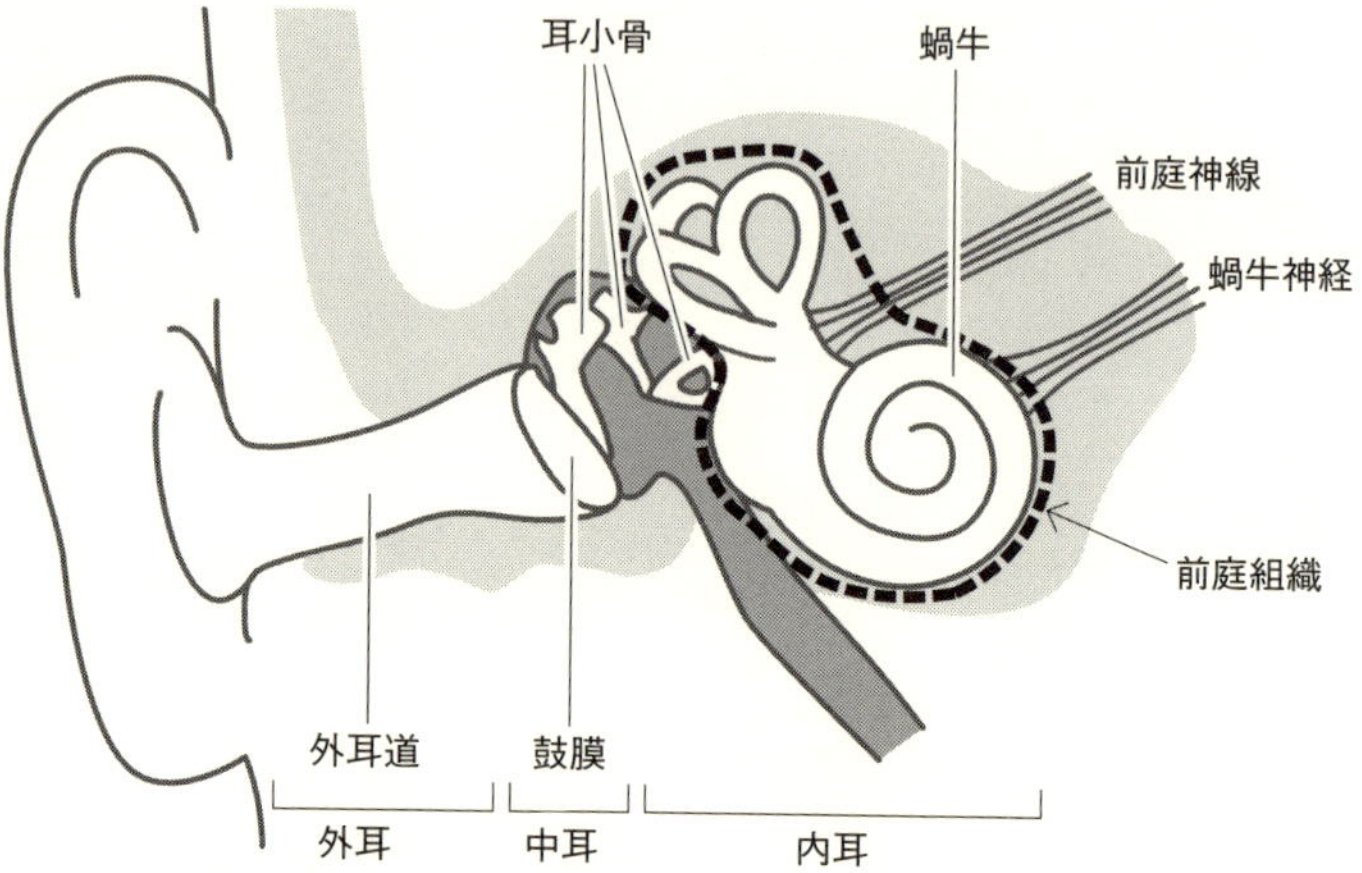

図14　前庭組織

治療や支援をするときの注意として、緊張を解放させるために弛緩させることを急ぐと、忘れていた外傷記憶が戻ってきて、フラッシュバック（強いトラウマ体験を受けた場合、時間が経ってから突然かつ鮮明に思い出されたりする現象）を起こして動揺することもあります。しかしながら、自分で、ゆっくり、弛緩していく技術を身につけると、そういう心配は不要です。

前庭組織と動眼組織

以上の二つの原始反射状態にお互いに影響を与え合っているのは、前庭組織（図14）と動眼組織（図15）です。前庭組織は、内耳に位置し重力に逆らって行動するために、安定している必要があります。また前庭組織は、モロー反射と同じ受胎後九週で発達しはじめ、生涯にわたって使われるので、十分成熟する必要があります。前庭組織はさまざまな反射と連携して頭の位置を調整し、眼球運動や姿勢、空間認識に影響を与えます。強いストレスにさらされると、前庭組織のこのような機能が上手く働かなくなり、平衡状態を保つこ

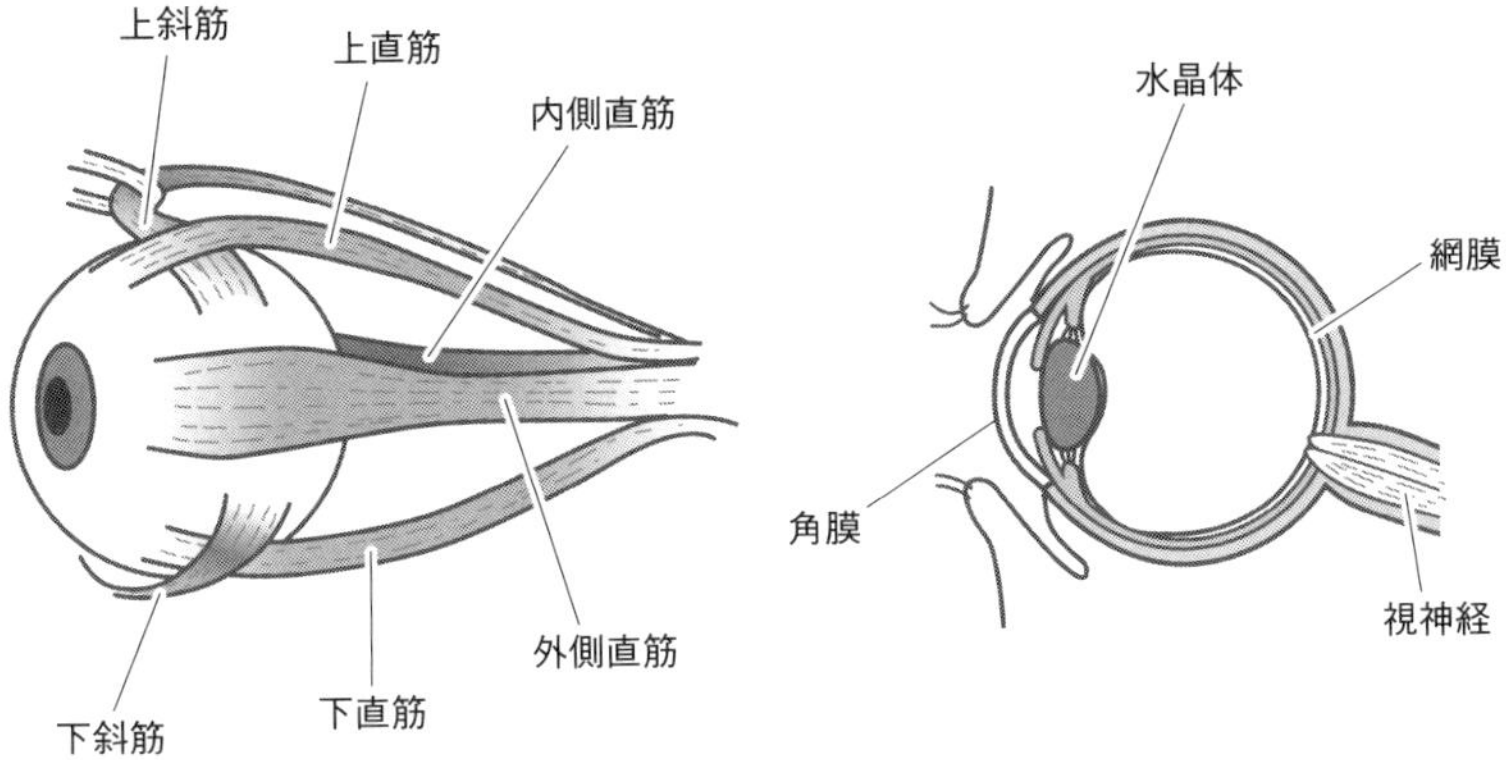

図15　動眼組織

とが難しくなります。前庭組織の安定度を確認するためには、立ったまま目を閉じて、片足で立ってみたり、まっすぐなラインの上を歩いてみたり、フック・アップ（91頁）のパート1のポーズで安定していられるかどうかを見たりすると分かります。目を閉じて、フック・アップのパート1のポーズをしたときに、足裏全体にすべての体重を感じ、さらに、重心が身体の中心にあると感じられ、どっしりと立っていられるときには、心も落ち着いていることができます。

日頃からフラフラする感じがあったり、動くとめまい感が出現したりするときには、エナジー・ヨーン（143頁）、シンキング・キャップ（144頁）、バランス・ボタン（138頁）などがおすすめです。これらのブレインジムをしていると、いつの間にかめまい感は改善しています。めまい感が強いときには、椅子に座ったり、横になったり、目を閉じたりして、これらの動きをして下さい。目を開けているほうが安心なときには、目を開けてやって下さい。

動眼組織は、目を動かすための六つの筋肉や動眼神経などを合わせた総称です。動眼組織の安定度は、ブレインジムの動きの中で、いろいろな目の動きをしてみることで分かります。目を動かすのがぎこちない人や困難な人は、目を動かす前に、たくさん身体を動かすことが必要です。目は全身に繋がっています。まったく目と関係ないように思える身体の一部分を動かすブレインジムの動きをしても、目の前がすっきり明るく見えて楽に物を見ることができるようになります。

例えば、横になって臀筋をリラックスさせるブレインジムの動きをすると、目を動かす筋肉を緩めてくれます。気持ちが悪くなるなどの理由で、目を動かせないときには、目を動かしているイメージをしたり、背中に触れても大丈夫な人は、背中に指文字を書いてもらって、それに注意を向けたりしていると、そのうち目が動くようになっていきます。

ぎこちない目の動きをしている人は、その位置で呼吸を止めていることが多いです。そういう場合には、ぎこちないと感じるポイントで目を止めて、何度かゆっくりと呼吸をし、決して無理をしないで目の動きを続けると、安定していきます。

目の動きと顎の動きが分化せず、連動して動くことがあります。そのような場合は、頬や顎の筋肉を緩めてくれるエナジー・ヨーン（143頁）やシンキング・キャップ（144頁）をしっかり行なうと、目と顎の筋肉を分化して使えるようになり、目を動かす筋肉も緩んで、目を楽に動かせるようになります。ブレイン・ボタン（86頁）も目をリラックスして動かすことを助けてくれます。アース・ボタン（139頁）やスペース・ボタン（141頁）を繰り返すことで、楽に上下を見たり遠近を見たりできるようになります。

普段から、耳や目を休めることに、自分に適した工夫を見つけて、それらを続けることもリラックスに繋がることがよく分かります。

Xを見ること、IIを見ること

さらに、ブレインジムの特徴は、以上述べた二つ以外の原始反射状態も含めた状態に対して、視覚刺激由来の身体状況を加えて考える点にあります。ブレインジム101にあるその特徴は、「Xを見ること」と「平行線（＝）を見ること」です。この簡単な作業からも、身体状況への気づきが得られます。〈ダイナミック・ブレイン〉の状態でいるときには、Xを見ると楽に集中して見ることができ、積極的に行動できる感じが持てます。「うん！　わかった」と、目がきらりとして前に進める感じです。＝を見ると落ち着いてリラックスして見ることができますが、Xよりもっとゆったりとのんびりした感じで見ることができます。「わかっていくのが嬉しい」と、目がキラキラ輝いていく感じです。第三章2（75頁）で書いたように、統合されたハイギアとローギアの身体状況に気づくことができます。

Xも＝もどちらも楽に見えるようになるのが、ベストです。何がどう違うのかわからないという人でも、Xと＝を何度か交互に見比べてみたり、身体感覚に気づく練習をしたり、信頼できる人に自分の表情や目を見てもらって、どういう状態になっているか教えてもらったりすると、より気づきを得やすくなっていきます。ただし、目の状態の変化については、観察することに熟練していないと気づくのは難しいかもしれません。

発達途上の問題か、トラウマティック・ストレスか

危険を感じるとき、生存するために働く後ろのほうの脳が活発になります。原始反射状態のような動きがいったん見えなくなっていた人も、そのようなときには、再び反射状態が活性化することがあります。外から見える反射の動きは、発達の遅れによるものか、ストレスによって出現したものか、両方の要因によるものなのか、その状況だけを見ても、その区別は大変困難です。しかし、ブレインジムを続けると、どちらの要因の場合も改善していきます。

ブレインジム・インストラクターのクレア・ホーキングの原始反射テキストから引用すると、「反射は出現して発達してから統合する」（図16）という経過をたどります。足を横に開いてバランスボード（図17）

に乗ると、定型発達してきた子でバランスのとれる子は、バランスボードの上にしっかり立つことができます。中等度の自閉症児でも、練習した結果、揺れることなくしっかり立つことができていました。バランスボードを揺らすことなく立てる様子は、外から見て同じ状態ですが、定型発達の子は反射が統合されて自己調整が可能になった身体で、自閉症児は反射が出現していない身体です。足を前後にしてバランスボードにのると、定型発達の子は、自ら、ボードを揺らしながら上手に操って、ボードを平らにしてバランスよく立てるようになります。しかし、自閉症児では、教えてもらうまで、バランスボードは前が上がって後ろは下がったままピクリとも揺れません。揺れる体験を経ることで、人は、バランスを獲得していくことがわかります。

　発達障がいの人もそうでない人も、これまで述べた原始反射が出現しているか、発達しているか、統合しているかを知ることで、今後の対処を予測をすることができます。発達障がいや発達性運動協調障がいでは、原始反射がまだ出現もしていない人もいれば、出現しているけれど発達していない人、発達までしているけれど統合をしていない人もいると考えられます。原始反射が、出現していなくても発展していなくても、原始反射の動きをして、反射をいったん活性化する必要が生じます。トラウマティック・ストレスによって心が不調になっている状態の人は、いったん統合された

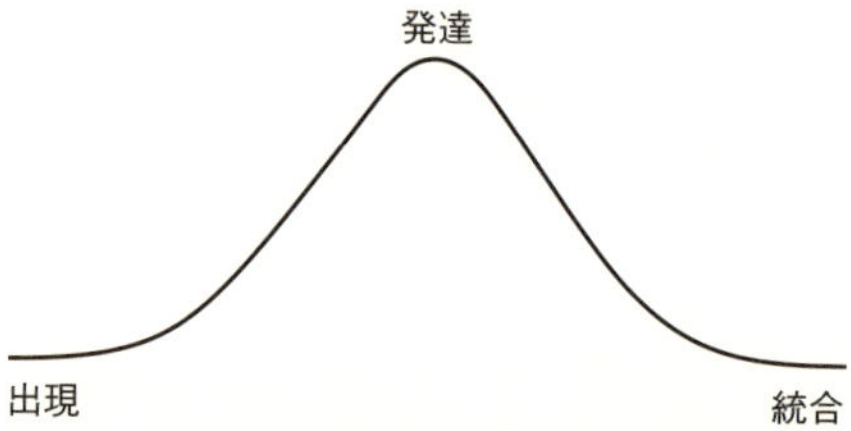

図16　原始反射が統合される過程

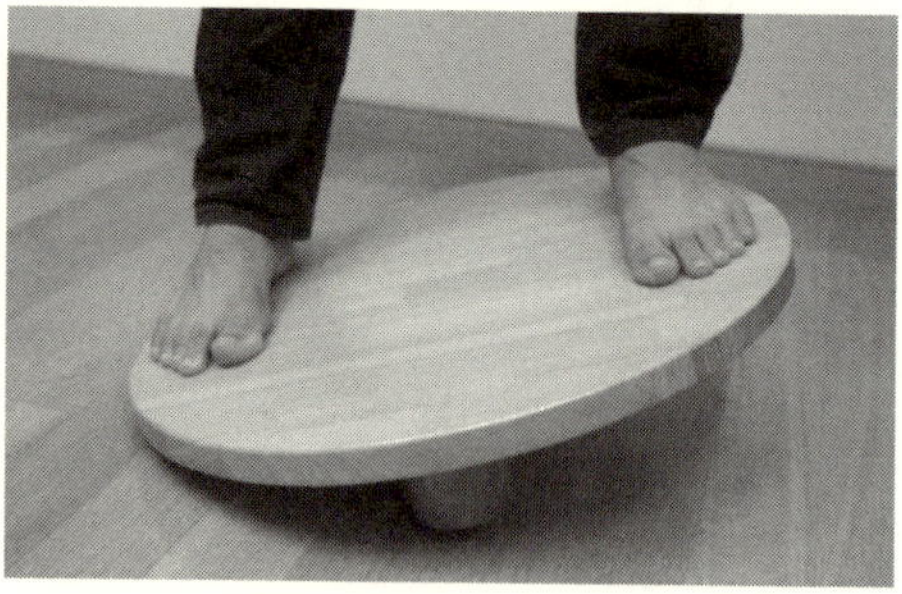

図17　バランスボード

ものが再び出現したものか、もともと統合されないままで発達途上だったものであると考えられます。そういう人は、考え方がネガティブになりやすいのですが、回復のために一からチャンスを与えられたというふうに、前向きな捉え方ができるようになればよいと思います。子どもの頃の様子を聞くことで、どの段階にいるのか理解しやすくなります。

XとⅡでの気づきが感情的問題から来るのか、発達途上の問題から来るのかで、選ぶメニューには違いが生じるかもしれません。発達途上の問題であれば、ブレインジムのリパタニング（101の講習会に参加すると習得可能）をていねいにすれば、XとⅡを見るときの気づきは変化して、今後、ブレインジムをするのが大変楽になります。トラウマからくる感情的問題によるものでも、リパタニングは有効ですが、自分では気づきにくい、育ちの中での思考の歪みを是正しながら姿勢改善に取り組まないと、何度もリパタニングが必要になるかもしれません。リパタニング以外のブレインジムをしても、Xを見ることやⅡを見ることを楽にしてくれます。

6　用いる頻度の高いブレインジム

ブレインジムは自分の人生と繋がるための技法

精神科の診療所で筆者が経験した心理臨床現場での事例をあげて、心の不調が身体状態にどのように表われ、どんなブレインジムで楽になって回復していったかを紹介します。

ここにあげた事例は、個人を特定できないように内容を変えています。しかし、ブレインジムについての記載は、事実のままです。

どのブレインジムの動きを選ぶかは、そのとき、その場、その人、それぞれで違います。**基本的には、クライエント（来談者）が、自己調整できるように、自分で自分に合うものを選びます。**服薬している場合は、まず、自分で不安感に対処できるように支援しながら、できるだけ服薬量の減量に向かってもらいます。筆者の仕事上、座ってできるようなブレインジムが多くなっています。不安感への対処の一つとして、ブレインジムを選ぶことができます。

まず、「感情と身体」「疾患別」の二つの側面から捉えたブレインジム事例を示します。最後に「ブレインジムの動き」を紹介します。それらの事例を参考にして、今の自分を振り返って、どのブレインジムが自分に合うだろうか、どれで楽になるだろうかと考えて、気になるブレインジムを選び、呼吸に気をつけて、ゆっくりと、ブレインジムの動きをしてみて下さい。そして、気に入れば続けてみて下さい。動くことができなければ、イメージするだけでもいいし、誰かがするのを見ているだけでもいいです。

何度も注意しておきますが、ブレインジムは治療技法ではありません。ブレインジムは病をどうにかする技法ではなくて、病があろうがなかろうが、自分の人生と繋がるための技法です。人は生きていくうちにいろいろなものに縛られて、本来の自分を見失うことのほうが多いようです。ブレインジムをすると、もともとその人の中に存在している自分らしさに気づき、それを成長させ、輝かせてくれるようになります。それによって、自分が必要とする周囲との関係性がよくなり、周囲からも力を得られるようになって、イメージした未来が達成できるような身体を作っていきます。結果だけを追い求めるのではなくて、プロセスを大事に考える技法であると考えています。

第四章にあげる事例のように、解決が構築された未来をイメージできるような身体に変化させることがブレインジムです。ブレインジムの動きをすることで心身の不調が楽になったら、そのまま終了せずに、自分はどうしたかったのか、どうなればいいのかを考えて、少し先の目標をイメージしてブレインジムをしてみましょう。ブレインジム１０１を受講したことのある人は、ブレインジムバランスをとってみましょう。

感情と身体とブレインジム

◆怒りを感じる場合

「怒り肩」という表現があります。怒りが続いている人は、肩が張っていることが多いです。また、「怒りを腰に貯める」という人たちもいます。怒りのエネルギーを肩や腰で耐えているので、耐えきれなくなると肩や腰が悲鳴をあげます。

ある二〇歳の女性が短大卒業後に、会社に就職したばかりの友だちから、「働くってことは大変で、我慢しなきゃいけないことがたくさんある。あなたなんか、もっと我慢することが必要だ」と言われました。友だちとの付き合いの中でかなり我慢してきたその女性は、そういうことが何度も続いて、筆者の相談室で怒りを爆発させました。そのとき、アーム・アクティベーション（148頁）、グラビティ・グライダー（148頁）、レイジー・エイト（147頁）を行なうと、一〇くらいだった怒りが、三まで落ちて楽になりました。その後、人間関係や自分の生き方について、ゆっくり考えることができました。ダブル・ドゥードゥル（148頁）も肩を緩めてくれて、心を落ち着かせてくれます。

三五歳の女性は、最近、母との喧嘩が絶えません。今日も怒りがおさまらない感じでやってきました。「首の後ろがザワザワしています。Xを集中して見ることができません」と訴えました。体内の水の流れを意識して、何口か水を飲むと、徐々にザワザワ感がとれてきました。次に、クロス・クロール（88頁）を行なうと、手足がバラバラに動きました。そこで、手足を協調させて、リズミカルに動くように意識して、クロス・クロールをしてもらうと、Xを集中して見ることができるようになり、落ち着きました。地に足がついた感じが戻って、何をどう話そうかと混乱した感じから解放されて、感情を言葉へ変換することが楽になっていることに気づきました。

◆自責感、罪悪感がある場合

前例の三五歳の女性は、怒りがおさまると、泣きたい気持ちが出てきました。そこで、シンキング・

キャップ（144頁）をすると、泣きたい感じがおさまり、冷静になれて元気が出てきました。

他者への怒りがおさまると、次に、感情のエネルギーは自分へ向かい、自責感や罪悪感に変化することがあります。怒りのエネルギーの方向が、外向きから内向きに変化したと考えられます。そのような場合は、怒りを鎮めるために役に立つブレインジムと同じように、レイジー・エイト（147頁）、ダブル・ドゥードゥル（148頁）、グラビティ・グライダー（148頁）、アーム・アクティベーション（148頁）も役に立ちます。

◆別れの悲しみや泣きたい感じのある場合

別れの悲しみや泣きたい感じのある場合は、喉や胸が詰まったようになることが多いです。うつむき加減で背中が丸くなりやすく、胸を抱えているために、背中の肩甲骨の下部を結んだ線と背骨の交差点の背骨あたりが、飛び出ている人も多いです。呼吸も浅くなっています。身体の作業だけで、悲しみの感情を何とかできる訳はありません。「時間」や「人」も薬になります。しかし、悲しみの感情をなんとか抱えられるような身体にならなければ、前向きな状態になって動けません。

深い悲しみのときには、何もする気が起きないでしょうから、横になって、ブレイン・ボタン（86頁）、アース・ボタン（139頁）、スペース・ボタン（141頁）、バランス・ボタン（138頁）などのボタンの位置に指をおいて、深く息を吸い込んでゆっくり長く息を吐くことを繰り返して、体内にエネルギーを循環させるイメージをして下さい。呼吸しながら目を少しずつ動かしてみるなど、自分で自分の身体を動かしている感じが感じられるようになるところからはじめましょう。はじめは深く呼吸をすることができなくても、ゆっくりと少しずつ息を吸ったり吐いたりするイメージを続けると、少しは楽な呼吸ができるようになってくるでしょう。少しずつ呼吸ができるようになり、動けるようになったら、横になったままＰＡＣＥ、座ってＰＡＣＥ、立ってＰＡＣＥなど、自分のできる状態でＰＡＣＥ（82頁）をしてみましょう。立ってグラビティ・

グライダー（148頁）をすると胸の詰まりがとれることがあります。

悲しみは一人で何とかしようとするよりも、人と分かち合いながら、悲しみを抱えるほうが、より悲しみと付き合いやすいかもしれません。人の肌のぬくもりが、冷たく氷のように固まった心を、少しでも暖めて緩めてくれるかもしれません。そういう人が身近にいるときには、片手をその人の肩に置いて、もう一方の掌を、両肩甲骨の下部を結んだ線と背骨の交差するあたりに置いて、その人の呼吸に同調してみて下さい。

「楽になってはいけない」という考えがじゃまをして、何もする気が起きなかったり、何をしても落ち着かなかったりするときには、信頼できる誰かと、できれば専門家と話してみるのがいいと思います。

◆イライラしたり、緊張したりする場合

イライラしたり、緊張したりする場合は、とにかくＰＡＣＥ（82頁）をして下さい。まず、ゆっくり水を飲みます。少し冷えた水のほうが、よいかもしれません。水が流れる身体を感じて、今ここの身体に意識を戻します。ブレイン・ボタンをするときに、ゆっくりと目を左右に動かしてみます。身体を左右に揺らしながらブレイン・ボタンをしても大丈夫です。とにかく、呼吸を忘れないようにして下さい。クロス・クロールをするときには、はじめはゆっくりと、それから息が少しあがるくらいの自分の好きな速さにあげ、再び、ゆっくり行なうなど、スピードを変えて手足をいろいろな方向に動かして、クロス・クロールをやって下さい。アップテンポな曲、スローな曲をかわるがわる流しながらクロス・クロールをしてもいいと思います。最後は、ゆっくりと落ち着いてクロス・クロールをやってみましょう。ＰＡＣＥの、ブレイン・ボタンとクロス・クロールの間にエナジー・ヨーン（143頁）、シンキング・キャップ（144頁）を挟むのもよいでしょう。

フック・アップを終えた後に、ポジティブ・ポイント（141頁）をすると、もっと楽になれるかもしれません。

さらに必要なら、フット・フレックス（146頁）、カーフ・ポンプ（145頁）、アーム・アクティベーション（148頁）

をします。

◆気持ちが落ち込んだ場合

三〇歳の女性が、ずっと会うのが億劫だった友だちに勇気を出して会いに行きました。会うとすっきりするかと思って会いに行ったのに、逆に、気持ちが落ち込んでしまいました。その落ち込みを身体に感じる場所は、胸にありました。目をつむって、その感じをよく感じてみると、それは、モヤモヤして、黒くて、ラグビーボールくらいの大きさでした。ＰＡＣＥ（82頁）をすると、それが半分になりました。グラビティ・グライダー（148頁）とポジティブ・ポイント（141頁）をすると、モヤモヤはなくなりました。

四〇歳の主婦の事例です。娘の高校受験のことで娘の意志と先生と意見が違い、再三、再四、先生から電話があります。電話に出るたびに気落ちして、呼吸ができない感じになります。不登校気味だった娘は、自分の行きたい高校を見つけ、はじめてやる気を出して必死に勉強をはじめました。娘の意志を大事にしてやりたいのに、先生は「娘の行きたい高校を受けさせる訳にはいかない」と言います。おかしな話です。先生から母親へ電話があったとき、娘は気落ちしている母親を笑わせようとしてくれ、母親は逆に励まされていることに気づきました。母親は、これではいけないと思いました。電話があったときのことを思い浮かべてもらいました。気落ちしている場所を身体に感じてみると、みぞおちの下のほうにありました。

第一章で紹介した図３のＴＦＴの①と②をした後（42頁）、グラビティ・グライダー（148頁）をすると、みぞおちあたりの感じはよくなり、焦る感じが胸のほうに出てきました。焦る感じは不安感です。ＴＦＴの③を七回繰り返してもらうと大丈夫になりました。

◆人間関係に悩んでいる場合、自他境界に危うさが感じられる場合

二八歳の女性は、気分屋の会社の先輩にしばしば嫌味を言われて、自分の感情を掻き乱されていました。あるときは、無造作に置いてあったので、会社のもの

だと思って客の接待に勝手に使ったものが、先輩のものでした。先輩に断わりなく、使ってしまったのがトラブルの原因になりました。その話をしながら水を飲むと、水は喉をスムーズに通りませんでした。アース・ボタン（139頁）、スペース・ボタン（141頁）、グラビティ・グライダー（148頁）をして、水を飲むと、はじめより楽に水が喉を通りました。「使っていいかどうか聞けばよかった」と彼女は言いました。しかし、一方では「先輩に聞くのが怖い」という気持ちも持っていることを教えてくれました。エナジー・ヨーン（143頁）をすると、心が緩んでホッとして、涙がこぼれて楽になりました。

四五歳の女性は、親友と会えない日々が続いていました。自分が親友に何か悪いことをしたために、親友から避けられていると考えていました。後になって、親友がすごく忙しかったことがわかり、自分が人との関係に自信を持てていないと納得したそうです。

「人から嫌われていると考えると、腕に力が入らない感じがある。膝から下が冷たく、呼吸がしづらい。ドキドキして不安が強くなる。私の何が悪かったのだろうかと、ずっと自分の中のネガティブな声に耳を澄ませている。貧血が起きる感じになる」と、彼女は語りました。

そこで、座ったまま、ポジティブ・ポイント（141頁）をすると、はじめは指先にドクドクと脈動を感じました。しばらくすると、そのドクドクした感じは消えていきました。すると、胸がリラックスした感じになりました。次に、シンキング・キャップ（144頁）をすると、頭に血がめぐっている感じになりました。目の前が明るくなって、一つの問題だけに固執して考えないですむようになりました。さらに、フット・フレックス（146頁）とカーフ・ポンプ（145頁）をすると、足首の上のほうが固いのに気づき、腰から下が冷たくなる感じがなくなりました。立って身体を感じてみると、身体の感じが相当よくなっているのに気づきました。呼吸が、ほんの少し、胸のところで詰まる感じが残っているので、Xを意識してクロス・クロール（88頁）をすると、詰まる感じがなくなりました。嫌われたらどうしようと考えることもなくなりました。

読者のみなさん、立ち上がって、指先までピンと伸ばして、両腕を上下左右に、できるだけ腕を遠くまで伸ばすように動かしてみて下さい。自分の身体は、球体に包まれていることに気づくはずです。腕が届く範囲の、この球体の目に見えない空間体積を、ペリ・パーソナル・スペースと言います。両足裏をしっかり感じて、息を吸いながら、足裏を通して大地のエネルギーをもらってエネルギーを身体の上まで吸い上げて、頭の上まできたら、息を吐きながら、そこから噴水のように大地のエネルギーをペリ・パーソナル・スペースに満たしていきます。ペリ・パーソナル・スペースに包まれた自分を意識すると、他者から脅かされない自分のスペースがあることに安心感を得られるために、自他の境界をしっかりとさせてくれます。

◆葛藤を抱えてにっちもさっちもいかなくなっている身体について

葛藤というのは、どうしていいかわからない混乱した状況です。なんといっても状況調整が必要ですが、状況調整を一人で成し遂げるのは、とても大変です。状況を調整できないときには、自分の考え方や行動を変える他に仕様がありません。

身体感覚が豊かである人は、自分でアーム・アクティベーション（88頁）やレイジー・エイト（148頁）やクロス・クロール（147頁）などをして、左右バランスを整えたり、フック・アップ（91頁）とポジティブ・ポイント（141頁）で、前向きな考えを見つけたりすることで、葛藤的状況に対してどう立ち向かえばいいか、考えやすくなります。重いストレスであるならば、その前に、恐怖麻痺反射状態やモロー反射状態を楽にするブレインジムをすると、より楽になりやすいと思います。

筆者は、クライエントの両腕を前に出してもらって、支援者がクライエントの腕に軽い圧をかけるようなアーム・アクティベーションをします。そのときに、葛藤を抱えたクライエントの両腕はグラグラとなり、固定できません。クライエントが両腕を同時に固定できるように支援者が助言してあげると、一時的に楽になるので、クライエントは自分の葛藤を起こしている状況について考えることができます。

リパタニング（101の講習会に参加すると習得可能）の中に、左右両脳統合をする比喩として、両手を合わせる部分があります。葛藤が強い人の中には、この両手を合わせる動きに苦痛を感じる人がいます。人によっては、はじめからそれを拒否する人もいます。そういう場面を見ることで、こちらが考えている以上の、その人が持たねばならない葛藤の大きさに気づくこともあります。そのまま継続したいか、中止するか、決めるのはクライエント自身です。

葛藤処理がままならず、歩行すら上手くいかなくなって、フラフラになって来院される人には、横になってもらってフック・アップ（91頁）の姿勢をとってもらい、筆者がバランス・ボタン（138頁）やポジティブ・ポイント（141頁）に指をおいてゆっくり呼吸をしてもらいます。一五分以上かかることがありますが、薬の必要もなく普通に立って歩けるようになる場合もあり、クライエントが落ち着いて言葉での診察が楽にできるようになります。

疾患別のブレインジム応用事例

◆うつ状態・うつ病

うつ病は、抑うつ感などの精神症状が明確になる前に、身体症状が表われます。ドイツでは、うつ病の患者さんの約七割が身体症状のために家庭医を受診するそうです。情動症状はよく薬に反応するそうですが、身体症状の中でも特に痛みは、薬物抵抗性が大きいようです。しかも、エアコンによって疼痛を起こす作用と同様の生理学的反応があるらしいというのは興味深いことです。さらに、負の感情は恐怖を感じる扁桃体の活動をさらに亢進させ、正の感情は扁桃体の活動を抑制するそうです。笑顔をつくることがいかに大事かよくわかります。こういったことを考えると、薬物治療だけではないうつ状態への治療法のヒントがあるように思います。

うつの身体症状としては、頸や肩の凝り、頭重感・

頭痛、めまい、味覚の異常、浅い呼吸、胸の圧迫感、ドキドキ感、腹部膨満感、便秘や下痢、月経不順、四肢の疼痛やしびれ感、吐き気、食欲低下または亢進、下向きの視線、丸い背中、集中力の低下、落ち着かない気分などがあげられます。睡眠状態は悪化しますが、不眠だけではなく、睡眠過多になって昼間いつも眠気を抱えていることもあります。虐待既往歴のある人は、うつ病や双極性障がいを合併しやすく、深刻なトラウマに見舞われた人も、うつ病になりやすいと言われています。

うつにもいろいろありますので、その状態に応じてブレインジムを選ぶのがベストです。軽いうつの状態の場合や、上記の身体症状がある場合には、ブレインジムを行なうと、何らかのよい変化が得られやすいと思います。しかし、医師からの指示と違うことを、無理にするという考え方は、ブレインジムの考え方とは違います。人にすすめるときにも、絶対に無理強いしないで下さい。

うつにかかった人にとって大事なことの一つに、再発しないようにすることがあります。そのために、生活の見直しを必要とします。その中でも、日々の生活の中でどのように身体の調子を整えるかを考えておくことは大事です。第一章も参考にして考えて下さい。

毎日寝る前に、フック・アップ（91頁）を最低一五分継続して行なうと、軽い抑うつ状態を改善するのによいそうです。胸がドキドキするときなどは、お水を飲んだ後、フック・アップのパート1のポーズで、胸のドキドキするところにXの字にして両手を置いて、ゆっくりと深い呼吸をして待ってみるという方法もあります。よくなればパート2のポーズもします。寝つきが悪いときには、顔、首、肩周りとアキレス腱などの足首周りを緩めます。そのために、ポジティブ・ポイント（141頁）、エナジー・ヨーン（143頁）やシンキング・キャップ（144頁）、バランス・ボタン（138頁）、フット・フレックス（146頁）、カーフ・ポンプ（145頁）をします。疲労感があるときには、仰向けで横になって、それらの部位に指をおくだけにして、ゆっくり呼吸してもリラックスできます。日頃からアーム・アクティベーション（148頁）をして肩や腕を緩ませておくと呼吸も楽です。

なかなか眠れないときや、途中で目が覚めたときには、仰向けかうつ伏せのまま両腕を頭の上に伸ばし、まず息を吸って、次に息を吐きながら肩をふとんに押しつけ、それから息を吸いながら力を抜く動作を繰返していくと、肩が緩みます。ベッドで寝ている場合はうつ伏せでしても仰向けでしてもいいですし、畳の場合は仰向けになって、腕を前に伸ばしたまま、足首から先を寝具から外に出して、息を吐きながら足首を手前に曲げると、ふくらはぎやアキレス腱が緩みます。これらをすると、足裏から頭の先まで繋がっているので、ふくらはぎやアキレス腱だけではなく、背面全体が緩んで、いつの間にか寝ています。

軽度のうつであれば、休養と共に、軽い散歩などの運動がよいとされます。外に出るのが嫌な人は、家の中でクロス・クロール（88頁）をしてみるといいと思います。

慢性的なうつ状態から快復しつつある四〇歳の男性が、頭痛を訴えました。肩が重くて痛くて後頭部も痛いと言いました。ネック・ロール（145頁）とバランス・ボタン（138頁）とエレファント（148頁）をすると頭痛はなくなりました。ゆっくりと息を吐いて力を抜きながら、首を左右・前後に倒したり、首を回したり、肩の上げ下げや肩回しなどをしたりして、首や肩の緊張を緩める動きをすると、考えすぎの疲れを軽くして、眠れるように導いてくれます。

◆パニック障がい

パニック障がいは、めまい、吐き気、頭痛などを伴います。パニック障がいの人を見ると、不安感や恐怖感が重度になって耐えきれず、脳に余裕がなく、身体が悲鳴をあげているように感じます。パニックを体験した人は、「死ぬんじゃないか」という恐怖体験を抱えているので、脳が落ち着くまでは、服薬は助けになってくれるでしょう。しかし、徐々に身体を動かして、脳にも余裕を持たせられれば、薬を減らしていくのが望ましいと思います。

パニック障がいの身体は、心臓を守り抱きかかえるような背中の丸い姿勢で、背面の腱が緊張で縮んで、呼吸が浅く、視野狭窄を起こしています。身体技法による治療では、TFT（41頁）やEMDR（41頁）が短期間に効果をあげることができるでしょう。ここにあげるブレインジムは、すでにパニック障がいの重い症状が治まった後の予期不安（またパニックが起きるのではないかという不安）に使えます。

パニック障がいのほとんどの人は、原因となったきっかけはないと言います。しかし、よくよく聞いていくと、パニックを起こす引き金となった出来事や、パニックに繋がる考え方が見つかります。きっかけはあっても、忘れていたり、自分で自覚できていなかったりするようです。はじめは、何かのきっかけによって引き起こされたパニック症状が、脳の般化現象により、きっかけとなった状況ばかりでなく、それに類似した状況から無関係な状況にまで不安状態がどんどん広がっていきます。般化現象というのは、条件づけの過程において、ある刺激に対して特定の反応が起るようになると、類似の刺激に対しても同じ反応が生起するようになることです。例えば、犬に噛まれた体験のある人が、どう見ても怖くないような赤ちゃんの犬にも怖がって近づけなくなるような現象です。はじめのストレスを身体に思い起こさせる何かによって、ますますパニックの頻度が高まったり、パニックが起きるのではないかという不安に苛まれるようになります。高ストレス状態が続くと、タバコ、香水、シャンプーや柔軟剤などの香りにも反応するようになることがあります。ストレスがなくなった後でも、それらの香りが重度の不安を引き起こすことがあるので要注意です。

三三歳の女性の場合です。彼女は息が苦しくなって、吐き気もひどくなり、めまいが生じていました。原因不明だと言います。肩にすごい緊張がありました。Xを見ると「ばってん」の所から見られている感じがして、目の焦点が一瞬ずれ、呼吸が一瞬できなくなって、嫌な感じになりました。＝は普通に見ることができました。Xと＝を何度か交替で繰り返し見ていくだけで、だんだん肩の緊張が取れて楽になっていきました。彼女は、「音に敏感になって耳にも緊張がある」と言ったので、シンキング・キャップ（144頁）をしました。シンキング・キャップをするとき、しっかり息を吸いながら肩甲骨を寄せてもらい、息を吐くときに力を抜いてもらいました。シンキング・キャップを終えると楽になっていました。

三八歳の女性の場合ですが、パニックが起きるのではないかと思うと、車で遠出ができません。少しの音にも敏感でよく眠れず、頭痛が続き、強いドキドキ感とぐるぐるとなるようなめまいが起きて気持ち悪くなり、食欲がありませんでした。そこで、アース・ボタン（139頁）、スペース・ボタン（141頁）とＰＡＣＥ（82頁）をしました。その最中に後頭部の鈍痛が抜けたり戻ったりしました。アース・ボタンで目を上下に動かすと、目は真直ぐに動かせず、ジグザグに動きました。毎日、アース・ボタンとスペース・ボタンとＰＡＣＥを続けると、一週間後には、睡眠状態がよくなり、食欲が戻ってきました。しかし、まだ、めまいと、ドキドキして気持ち悪くなる感じが残っていました。

ＰＡＣＥでブレイン・ボタンをするときに、目を左右に動かそうとすると気持ち悪くなったので、ブレイン・ボタンをいったん中止し、バランス・ボタン（138頁）をしました。すると、気持ちの悪さがなくなりました。また、クロス・クロール（88頁）の動きの最中に、首がぐらぐら動いて固定できず、めまいが起きそうになりました。ここでも、いったん、クロス・クロールの動きを止めて、バランス・ボタンをしました。そのようにバランス・ボタンを何度も利用しながら、安心してもらってから、クロス・クロールをすると、クロス・クロールが上手にできるようになりました。そして、身体が軽くなって眠たくなりました。

◆対人恐怖・視線恐怖

人が怖くて目を合わせられないというときには、人との関係の中で恐怖を覚える出来事に何度か遭遇した結果、恐怖麻痺反射状態が出現した人と、恐怖麻痺反射様の状態が残っていて、はじめから目を合わせるのが苦手な自閉症などの発達障がいの人たちがいます。

両方が重なっている場合もあります。

視線を合わせると、人への恐怖感が出てくる二五歳の女性がいました。「筆者には慣れたけど、まだ少し怖い」と言いました。そこで、筆者と視線を合わせたり外したりしながら、ポジティブ・ポイント（141頁）、エナジー・ヨーン（143頁）、シンキング・キャップ（144頁）、ブレイン・ボタン（86頁）、アーム・アクティベーション（148頁）をしました。最後に、ヴィジョンサークルのトラスト・ベルト（ヴィジョンサークルの講習会に参加すると習得可能）をしました。これらが終わると、彼女の視線は柔らかくなって、表情も柔和になり、恐怖感が減って筆者と目を合わせるのが楽になりました。

まっすぐ前を見ることができず、両眼で焦点を合わせることができない場合は、身体から脳にアプローチするためには、Xを楽に見られるようになることが必要です。また、Xを楽に見られるかどうかも、自分の状態を知る手がかりになります。

何かの出来事で過去に恐怖を覚えるような状況があり、まだ現在もそれが続いているときには、まず、状況調整について考えてあげることが大切です。過去に恐怖感を覚えた場所にあった何かに反応してフラッシュバックを起こしているときには、その何かについて知るだけでも恐怖感を軽減する役に立ちます。

◆強迫性障がい

強迫性障がいは、不安が強すぎて自分に自信が持てなくなり、何かにこだわってしまった状態のようです。手洗いが頻繁になったり、数字にこだわったり、強迫性障がいの症状の内容はさまざまです。

職場を変わってから、手洗いの頻度が多くなった三三歳の女性がいました。「手洗いの一番ひどいときを一〇として数値化すると、今は一〇です。仕事も家庭も、もっと楽にリラックスして生活できればいいのに」と彼女は言いました。手洗いのことを考えると、彼女は頭の先から胴体の中心部まで固まっている感じがしました。胸と上腕が緊張している。足首、手首がザワザワする。罪悪感を目に感じる。目が重い。首の後ろにイライラ感がある。地に足がついていない感じがする。呼吸が浅い。手足の冷えがある。眉間から鼻筋に緊張がある。などなど、多彩な身体症状を訴えました。

彼女は、まず水を飲むと、喉の下のところまでしか水が流れるのを感じられませんでした。水が流れるのを意識してもらって、もう一度、水を飲むと、水は喉の下から身体の左側に流れていくような感じがしました。彼女は「腰から上のブレインジムを先にしたい」と言いました。

そこで、エナジー・ヨーン（143頁）をすると、はじめは、目の奥にまでキューッとしんどさがきて、顎のほうまで痛くなりましたが、揉んでいたら楽になってきました。エナジー・ヨーンであくびをしていたら、今度は喉の奥のほうがウエーッとなって、気持ち悪くなりました。さらに、ネック・ロール（145頁）をすると、喉の奥の気持ち悪さがなくなりました。シンキング・キャップ（144頁）とバランス・ボタン（138頁）をすると、胸の緊張は取れてきましたが、目の奥に重さを感じて、喉に緊張を感じました。ヴィジョンサークルのトラスト・ベルトをすると、喉の緊張も目の奥の重さもなくなり、肩の力が抜けて、腕のザワザワ感が、手の甲だけになりました。そして、エレファント（148頁）をすると、手の甲のザワザワ感が取れました。しかし、まだ、首の後ろと鼻の下が緊張しています。フット・フレックス（146頁）とカーフ・ポンプ（145頁）で、目も鼻の下も楽になりました。水を飲むと、真直ぐにスーッと水が流れるのを感じました。今は辛さを数字にすると、一〇から二～三に下がって楽になりました。本人は、足のほうの動きをすることで、顔のほうが楽になるなんて思いもよらなかったそうです。最後に、彼女は、レイジー・エイト（147頁）をしたいと言いました。レイジー・エイトをすると、背中も腰も楽になりました。

四六歳の女性は、いつも人生に不安を抱えていて、ちょっとしたストレスがかかると、非常に不安が強くなりました。彼女は、「牢屋に入れられたらどうしようと考えると怖い、車で人を轢《ひ》いたらどうしよう、冤《えん》罪《ざい》で牢屋に入れられることになったらどうしよう」などと、あり得ないようなことまで考えて、さらに自分を不安に陥れていました。「呼吸が浅くなる。息を吸えなくなる。腕に力が入らない。膝から下がザワザワする。足に血が回っていない感じ」と彼女は言いました。そこで、火の呼吸と呼んでいる呼吸の仕方で、大きく息を吸って小刻みに息を吐くことを繰り返すと、膝から下に感じるザワザワ感が減って、少し残っている程度になりました。ブレインジムではベリー・ブリージングをするといいです。座ったままレイジー・エイトをすると、もっとザワザワ感がなくなりました。次に、立ってレイジー・エイトをすると、座ってするレイジー・エイトと明らかな違いを感じることができました。目の前が明るくなりました。ザワザワ感はないし、足に血が回ろうとしている感じになりました。立ってグラビティ・グライダー（148頁）をすると、足には血がすごく回りました。胸の奥に残った少しのドキドキ感は、ネック・ロール（145頁）でまったく大丈夫になりました。

◆トラウマティック・ストレス

ほとんどの心の不調には、何らかのきっかけがあります。きっかけや原因は、一つではないかもしれません。大きな危険に遭遇したとき、心が弱っていたために、心が耐えられなかったという場合もあるでしょう。そのとき、誰も助けてくれなかったら、ますます心は疲弊します。すごい危険に遭遇しても、立ち直りの早い人、遅い人それぞれに違います。トラウマとなる出来事と言っても、誰が見てもトラウマだと思うものから、他の人には些細なことでも、個人的に辛く感じるものまで幅広く、大きな違いがあります。危険の大きな出来事に一回遭遇しただけなのか、小さな不安・緊張が慢性的に続いているものなのか、トラウマティック・ストレスは、不調にいたった要因を考えると、いろいろありすぎて整理整頓しづらく、まとめて語るには非常に困難を伴います。

そこで、心の状態をトラウマとなるような出来事別に分けてみたり、単純なものと複雑なもので分けたりして、心の状態を捉えようとしています。みんなが同じ状況のときには耐えられていたことも、自分だけがそのトラウマ的状況に置かれると、耐えられなくなるということもあります。その時点では大丈夫だったのに、何年も何十年もたってから症状が現われることもあります。その場に起きたことに対して、感情が麻痺したままになることもあります。大きな危険に遭遇して、自分がその大きな危険な状況をどうにもできないものであれば、第一章で書いたように、感情や身体感覚などがバラバラになり、車のタイヤがはずれて、道を進めないことになります（19頁）。いろいろな人が自分の経験次第で、トラウマティック・ストレスを捉える見方が違うために、トラウマを被った人に対する他人の感情はさまざまなようです。しかし、当事者が辛いことには間違いありません。

過去に過度の恐怖を感じた体験があると、その後に体験するトラウマ反応は重度になります。自分がストレスだと思う事態が生じる以前に、事故に遭遇したことや怪我をしたことがないか、親しい人との別離がなかったか、思い出してみましょう。身体は、人間関係のストレスも、自然災害などによるストレスも、事故や怪我によるストレスも、区別しません。

トラウマを被った身体は、先述したような、恐怖麻痺反射状態やモロー反射状態になっています。身体が固まって動けない人もいれば、闘争逃避反応を示す人もいます。たびたび呼吸を止めてきたので、まるで呼吸をしていないような浅い呼吸になって、呼吸をするのが困難で、視野が狭くなっているように見えます。ほとんどの人の筋肉は、がちがちに緊張しますが、逆にすべての筋肉が弱っている人もいます。昼夜のリズムが狂って、夜眠れなかったり、何度も目が覚めたりします。酷いときには、幻覚妄想状態になったり、記憶を失くしたりすることもあります。精神的な年齢が幼くなることもあります。生理学者で医師の本間生夫は、『呼吸を変えるだけで健康になる』の本の中で、大脳辺縁系の支配を受ける呼吸を研究し、情動と呼吸が影響し合うと記述しています。呼吸をすることと心の状態は、関係し合っています。

恐怖感が起きる要因の中には、過去の出来事を想起させるものを見たり音を聞いたりすることで、意識できないままフラッシュバックが起こり、調子が悪くなっている場合があります。そのときには、フラッシュバックを起こすトリガー（引き金＝きっかけ）が何かを知るだけでも少しは楽になりますし、トリガーへの恐怖感を和らげる身体技法を使うなどの対処方法を考えられるようになります。トリガーに出会うと、脳の中にある扁桃体の中心核がトリガーと恐怖を感じたときの記憶を繋げるので、恐怖感や不安が呼び起こされます。脳科学者のジョセフ・ルドゥーは、ラットを使った実験で、行動を起こすという能動的な対処によって、脳内の信号が扁桃体の中心核を通らないで基底核を通過できることを証明し、恐怖記憶を呼び起こすメカニズムを回避できるとしました。思い悩む代わりに何かの行動を起こすこと、あるいは行動を起こすイメージをするだけでも、恐怖を抑制してくれるのです。動きがトラウマティック・ストレスに効果をあげられる一つの要因です。

それらを考慮しても、トラウマティック・ストレスの対処で大切なことは、行動化への元気づけ、すなわちエンパワメント（勇気づけて力を湧き出させること）することと孤立化を防ぐことだと理解できます。この目標のために、ブレインジムを使うことができます。

先述したように、このトラウマ反応とよく似た反応が高山反応による症状です。高山反応では、頭痛、吐き気、めまい、不眠などを起こし、増悪すると精神状態が悪化して幻覚妄想を引き起こしたり、悪夢をみたり、夢遊病のようになったり、躁状態になったり、記憶を失ったりすることがあります。

トラウマ反応の身体症状とよく似た高山反応の身体症状を改善するために、どのようなブレインジムが合うのか、四〇〇〇mを超えた高所で、経皮的動脈血酸素飽和度（SpO_2）、脈拍数、呼吸数などを何度か計測し、ブレインジムをして回復度を確かめました。普通に首回しや肩の上げ下げをするだけでも、SpO_2はかなり回復します。そのうえで、ブレインジムを使うと、もっと回復しました。はじめから、ネック・ロールを使ったほうが、普通の首回しや肩の上げ下げをしたときよりも、SpO_2は回復しました。トラスト・ベルト（ヴィジョンサークルの講習会に参加すると習得可能）でも、同様に、SpO_2を回復させました。それ以上に、驚いたのは、トラスト・ベルトが、SpO_2を回復させるだけではなく、脈拍数や呼吸数を下げて、心を落ち着かせてくれたことでした。まさにトラスト・ベルトを行なうと、アドレナリン反応を抑えてくれるという説明通りでしたので、そのことを理解することができました。足裏から大地のエナジーをもらってペリ・パーソナル・スペース（118頁）にそれを充満させていくイメージをする動きも、脈拍数や呼吸数を下げて気持ちを落ち着かせてくれました。

高山反応は、自分がそれにかかるのではないかと大きな不安を持つと、早くからその症状が現われることがあります。早い段階で、ブレインジムやＴＦＴ（41頁）などを用いて不安感を軽減しておくと、症状がひどくならなくてすみます。ＴＦＴは四〇〇〇ｍ以下なら簡単に効果を出すことができますが、もっと高地でSpO_2を回復するためには、身体をゆっくりと動かして、深い呼吸をし、酸素を取り入れ心を落ち着かせる方法がよいようです。

以下は、いろいろな場面でのトラウマティック・ストレスへの対処法です。

◆地震のトラウマティック・ストレス

福島にいたときに東日本大震災にあい、その二年後、親からも不安状態が見てとれる小学二年生の女の子がいました。少し赤ちゃん返りしている感じがありました。震災時、保育園で「年下の子どもたちを守ってあげようね」と言われて、一生懸命、小さな子と手をつないで避難したときの緊張が持続していました。彼女の甲状腺に小さな膿疱が見つかり、家族も非常に不安でした。そこで、ＴＦＴを施すと、彼女が楽になったのが見てとれました。さらに、この女の子を抱っこして、フック・アップ（91頁）をしながらポジティブ・ポイント（141頁）をすると、もっと楽になって落ち着き、表情や動きなどが小学二年生らしくなりました。その後、しばらく女の子のほうから、毎日、母親に抱っこしてもらいフック・アップしながらのポジティブ・ポイントをせがんできたという話を聞かせてもらって、ホッとしました。

震災など、何らかの事情によって医療機関にかかれない場合や薬もない場合、家族の補助があるだけで楽になることができます。小さい子なら先述したように抱っこしてフック・アップとポジティブ・ポイントをします。大人であれば、本人に横になってもらってフック・アップの姿勢をとってもらい、家族も本人の呼吸に合わせて呼吸をしながら落ち着いて、ポジティブ・ポイントをしてあげるだけでも少しは落ち着くことができるのです。家族も本人の横に並んで横たわり、一緒にフック・アップの姿勢をとることもできます。これをすることで家族の気持ちも救われます。

◆引きこもり

ある日、お母さんから子どもの問題を相談されました。「子どもが引きこもりになりました。部屋から一歩も出ない日が続いて心配しています。私は子どもと一緒にブレインジムをしたいのですが、子どもは、『そんなものしない』と言います」という相談でした。お母さんから、「子どものおでこくらいは触れさせてもらえそうだ」と聞いたので、子どものおでこにポジティブ・ポイントをするようにアドバイスしました。ただし、条件があって、「お母さんが子どもをどうしたいかというお母さんの欲望を持って行なうのではなくて、どんな形でもいいから、この子が社会と交流できますようにと祈りながら、ポジティブ・ポイントを毎日続けて下さい」と伝えました。そうして一年後、「子どもは、自分の進路を自分で考え、すべて自分で決めたんです」と、お母さんは、とても嬉しそうに報告してくれました。

ポジティブ・ポイントの効果があったと主張するつもりはありません。毎日、必死になって子どもの将来を思い、ポジティブ・ポイントを続けたお母さんの祈りが、おでこを通じて子どもの心を動かしただけかもしれません。しかし、結果として、子どもがいろいろ考えた末に、自分の将来を決めることができたのは確かです。

◆暴力のトラウマティック・ストレス

レイプ被害やＤＶ（家庭内暴力）被害を何度か受けた三〇歳代の女性がいました。他の医療機関で一〇年の通院期間を経て、自ら服薬を中止していました。何かトラウマを想起させるような事態が生じるたびに、過呼吸などのフラッシュバック症状を起こしていました。もうどうにもならないものだと、彼女は無力感に陥っていました。目は恐怖で見開かれ、呼吸は非常に浅く、しばしば呼吸を止め、足首やふくらはぎは非常に固く、歩くときには爪先立ちで、まるで猫のように音を立てずに歩いていました。手は固まったまま、緊張のため、思い通りに指を開くことがままなりませんでした。めまい、頭痛を訴え、肩は固くなって、腕を上にあげることはできません。背中は丸く、いつも胸の前でバッグを両腕で抱きかかえていました。両目とも開けていましたが、ほぼ片目でしか焦点をあわせられず、物が二重に見えていました。視野狭窄が起こっていて、目の前の直径何㎝の範囲が見えているんだろうと、疑問に思うような身体をしていました。記憶力が悪くなったことを嘆いていました。

このような場合、ゆっくり話を聞きながらトラウマティック・ストレスを解消します。急いてもいいことはありません。自分の意志で身体を動かせることを目標に、手でできるだけグーパーを繰り返せるように指導しました。ブレインジムは、カーフ・ポンプ（145頁）とフット・フレックス（146頁）からはじめました。どちらも座ったままで行なってもらいました。次の回には、笑顔がないので、エナジー・ヨーン（143頁）、シンキング・キャップ（144頁）、バランス・ボタン（138頁）を教えました。顎を大きく開けてあくびをすることは難しいようでした。しばらくして、ＰＡＣＥ（82頁）を教えました。水を飲むと、水は喉のところで詰まったように感じました。ブレイン・ボタン（86頁）では、目を動かすことはできませんでした。クロス・クロール（88頁）を行なうと、ふらついて倒れそうになりました。そこで、座ったままゆっくり実施しました。はじめにホモラテラルなクロールをし、それからクロス・クロールをしました。ホモラテラルなクロールというのは、身体の左半身と右半身で、同じ側の腕と足を同時に、交互に動かす動きです。フック・アップ（91頁）も、ゆっくり時間をかけてするように伝え、これらを毎日自宅で繰り返してほしいと伝えました。

はじめの数カ月は、ブレインジムを自宅でしませんでしたが、そのうち自宅でもしてくれるようになり、爪先立って歩かなくなりました。「お風呂でフット・フレックスをすると気持ちいい」と、彼女は言いました。両足裏を床にぺたんとつけられるようになりました。手を握ったり開いたりすることを楽にできるようになりました。アース・ボタン（139頁）で縦に目を動かすことや、スペース・ボタン（141頁）で遠近を見るような目の動きも、時間をかけて、やっとできるようになりました。身体が緩んで、身体を思うように動かせるようになると、社会との繋がりについて考えやすくなりました。ただし、社会との繋がりの回復は、実際にはまだまだ時間がかかる場合もあることも覚えておいて下さい。焦らないで、ゆっくりでいいのだと考えています。

こういうふうに、慢性的なトラウマを繰り返し被ってきた人は、第一章で書いたような〈平安になると落ち着かなくなるような人〉〈ネガティブなことばかり言う人〉〈混乱している人〉〈こうなりたいけどできない、こうしたいけどできないという人〉に該当することが多いです。このような人は、アース・ボタンとスペース・ボタンをして、顎と鼻の下をよく揉んで下さい。

◆離人感

現実感がない、「はい」と自分が言っているのに自分が言っているように思えないという高校生がいました。この子は、家や学校などに、たくさんの問題を抱えていました。こういう場合は、状況調整を必要とするので、まず、そのために支援できることを探します。

その子の身体は、背中が丸く、胸を抱えているような身体でした。ときどき胸が苦しくなりました。そこで、フック・アップ（91頁）とポジティブ・ポイント（141頁）をしました。それらの動きでその子が楽になるまでには、通常よりも時間がかかりました。このとき、アース・ボタンで目を上下に動かしてもらうと、目はジグザグに動きました。

その子の状況調整が少しばかりできると、ＰＡＣＥ（82頁）で落ち着けるようになりました。はじめ、その子の足首は固くて、自分の意志だけでは動かすことができなかったので、筆者がその子の足に触れてフット・フレックス（146頁）、カーフ・ポンプ（145頁）をして足首やふくらはぎを緩めました。さらに、二人で、ダブル・ドゥードゥル（148頁）をした後は、目を左右に動かすのが楽になり、少しは読書ができるようになりました。立っても座っても腹式呼吸ができないので、横になって、火の呼吸と呼ばれる動きをしました。火の呼吸は、息を吸って小刻みに息を吐くようなエクササイズです。ブレインジムではベリー・ブリージングに似た動きです。身体が緩んでくると、自分の人生を見つめ直すことができました。

周囲との間に疎外感を感じているときには、支援者が「ここにいていいんだよ」と声をかけながらクライエントの両腕に圧力をかけて、均等に両腕で抵抗できる状態を保ってもらうようにアーム・アクティベーション（148頁）をします。アーム・アクティベーションをすると、リラックスして、あるがままの自分でベストを尽くせる気分になれます。

◆記憶障がい

学校でどう過ごしたか、記憶がなくなる中学生がいました。授業中も、突然、記憶をなくすので、困って養護教諭に医療機関にかかるように言われて、母親が当院に連れてきました。小学校のとき、いじめにあい、リストカットをしたことがあります。「死んでもいいことないから生きている、親に自分を認めてもらうのは諦めた。自傷行為しても無意味なのでやめた」と、その子は言いました。家族でブレインジムをしてもらうようにお願いするのは無理でした。この子は、家族からからかわれる対象でした。その子に、目をつむったまま左右の中指をくっつけてもらうと二〇㎝以上離れました。そのまま、おへそに手を当ててもらうと、おへその位置がわからず探しました。左右のバランスが悪く、Xを思い浮かべることができませんでした。身体はくねくねして、背中が丸く、クロス・クロール（88頁）をすると、すぐに疲れました。目を動かすことが苦手で、目と手を協調して動かすことができず、首を回すことが困難でした。健常で生まれて、身体的発達に問題はありませんでした。ゲーム時間が一日三時間以上でした。そこで、何度かＰＡＣＥ（82頁）とＲＭＴ（42頁）をすると、自分の身体に戻ることができるようになり、記憶力も改善していき、支援者の前で母親に自分の考えを言えるようになりました。しかし、困ったことに、それを母親は歓迎しませんでした。この子の場合は、家族調整がもっと必要だったのでしょうが、限界があり、とても難しいと感じました。

◆転換性障がい

葛藤が身体に表われるのが転換性障がいで、人によって、いろいろな状態が出現します。声が出なくなったり、頭痛が激しくなったり、酷いときには、記憶障がいや幻覚妄想状態を呈したりします。もともと身体に左右差がある人は、過重なストレスがかかるとリズムが崩れ、身体の両側を協調して使えなくなることがあります。ストレスがかかると、手足を縮めて固まろうとするので、手足の両側を交互に使うことができず、足がフラフラして思うように歩けなくなることもあります。

職場の昇進をきっかけに起こった、職場不適応のストレスと夫婦間葛藤で治療中、失声状態で来院した三六歳の男性がいました。混乱状態で声が出なくなり、診察が困難だったので、診察に入る前にその状態の改善を依頼されました。妻の話だと頻繁に記憶障がいが起きていました。Xを思い浮かべることができませんでした。

リパタニング（１０１の講習会に参加すると習得可能）と、座ってやるフック・アップ（91頁）を行なってもらいながら、筆者が、呼吸の指示を出しながら、間にＴＦＴの逆転修正（42頁図3の①と②）を何度も挟んで、ポジティブ・ポイント（141頁）、バランス・ボタン（138頁）で補助した結果、落ち着くことができました。左右に離れたようになっていた瞳が元に戻り、Xを集中して見ることができるようになり、声も出るようになりました。一時的に、しっかりした状態に戻れたので診察室に行ってもらい言葉による診察を受けることができました。

◆発達障がいと発達性協調運動障がいとトラウマティック・ストレス

発達障がいへのブレインジムの関与は神田誠一郎著『ブレインジム――発達が気になる人の12の体操』（農文協）に詳述してあるので、ここではあまり触れません。しかし、筆者は、日頃から、以下のように考えています。

最近、発達障がいという診断名が広く使われるようになりました。私の周囲では、学校は、困れば医療機関へ依頼し、医療機関はクライエントの小さな頃の話をあまり聞かないまま、服薬という対処方法のみによって状態像を改善させようとする意図を持っているように感じます。薬は減量されるどころか、どんどん増量されていくことを目の当たりにして、筆者は心配を募らせてきました。それは子どものみならず、大人に対しても同じことです。

たまに、他機関で発達障がいの診断を受け、処方薬をもらっている子どものお母さんが、セカンドオピニオン（主治医とは別に、違う医療機関の医師に「第二の意見」を求めること）を求めて来院されることがあります。ＡＤＨＤ（注意欠陥・多動性障がい）についてはＤＳＭ（精神障害の診断と統計マニュアル）の編集者でもあったアレン・フランセスは、『〈正常〉を救え』という本の中で「過剰診断に対して非常に危惧している。かつてなら正常な個性の一部とみなされた注意や行動の問題が、今や精神疾患とされている」と記述しています。「生まれつき多動であるならば、ＡＤＨＤと言ってもよい」というのはすごく頷けます。両親の不仲や喧嘩、両親の病気も、子どもに影響しています。身体的、性的虐待などがあると、ＡＤＨＤなどの発達障がいのような状態を呈することがあります。言語的、心理的虐待でも慢性的に心への傷つきが続くと、記憶障がいのところで書いた中学生のように、発達障がいと似たような身体症状を呈することがあります。ADHDのすべてとは言えませんが、これまで、ほとんどの場合、よく話を聞くと、過去にその子の心が傷つくような体験が見つかりました。心が傷つくようなストレスがない場合でも、発達性協調運動障がいの身体の状態では、じっと落ち着くことができなかったり、身体の不器用さのために他の人がすることと同じようなことができなかったりすることもよくありますし、そのために傷つきやすく、心の傷に繋がることもあります。

じっとしていないし、計算ができないということで、発達障がい児として、他院で薬をもらっていた小学生は、フック・アップ（91頁）とポジティブ・ポイント（141頁）をして、計算のコツを教えると、いつも三〇分以上かかるという宿題を五分で終わらせました。母親によると、その子は学童で友だちにPACEを教えていたそうで、それを見ていた母親は「クロス・クロールができない子があまりに多くて驚いた」と話していました。

長年、アスペルガーでどうしようもないと言われていた男の子は、ブレインジムをすることで恐怖感が楽になり、人と目を合わせてコミュニケーションできるようになりました。パソコン教室に通い、障害者枠で、ある企業の正社員となり、仕事を続けています。

東日本大震災後の東北地方では、発達障がいかトラウマティック・ストレスかという診断区分は、ますます困難になっているそうです。ある小学校高学年の子は、目を合わせることができませんでした。一見、自閉症のように見え、多量の投薬が処方されていました。しかし、母親に聞くと、「こうなったのは震災以後で、以前は普通だった」と泣くように言われました。

鈴木大介著『脳が壊れた』（新潮新書）の本の中で、四一歳のとき脳梗塞で高次脳機能障がいになった著者が、「脳のリハビリは、全身が連携して動いてくれない身体を動かすことでもあり、発達の再体験・追体験であった。高次脳と発達障がいや精神疾患の患者は感覚やパーソナリティの表出には共通性があり、辛さを言葉にできずに苦しんでいる。発達障がいは、生まれつきなのだろうか?」と疑問を投げかけています。

　発達性協調運動障がいには、地道に行なうブレインジムやＲＭＴ（42頁）は効果をあげることができます。その傾向が改善すると、発達障がいやトラウマティック・ストレスの症状も改善傾向をみることができます。

　診断名や投薬が子どもの成長のためになるのなら、何も言うことはありません。老婆心ですすめばよいと思いますが、そうとは思えません。確実な診断ができること、安易に服薬のみを持続させることに対してだけは、何とか世の中が変わってくれることをいつも祈っています。

7　ブレインジムの動きの説明

　以降のブレインジムの動きの説明のうち、〈　〉で括っているやり方の説明は、筆者がブレインジムの講習会に出て、さまざまな講師から習得してきたやり方をまとめたものです。『　』で括っているやり方の説明は、神田誠一郎著『ブレインジム――発達が気になる人の12の体操』（農文協）からの引用です。「　」で括っているやり方の説明は、日本教育キネシオロジー協会のホームページに現在アップされている東日本大震災支援ツールから許可を得て掲載しています。東日本大震災の際に、ポール&ゲール・デニソン夫妻は四つのブレインジム・エクササイズを選んで、日本教育キネシオロジー協会が一般公開することを許可しました。その際に記述されたエクササイズのやり方を引用しています。

　筆者は、クライエントの状態に合わせて、基本の動きをクライエントが継続しやすいようなやり方に変えることもあります。それで、筆者が工夫しているやり方もつけ加えました。

　水を飲むこと、ブレイン・ボタン、クロス・クロール、フック・アップは、ＰＡＣＥの解説（82頁）を参照して下さい。

　目の動きを伴う動きをするときに、一生懸命する人の中に、瞬きをせず、呼吸を止めている人がいます。呼吸に注意して、ゆっくりと楽に呼吸しながら、できるだけ瞬きをするようにしましょう。また、息を吸うときと息を吐くときの間の息を、長く止める人がいます。できるだけ息を止めないで、滑らかに呼吸を続けるようにしてみましょう。目を動かすことが辛い人は、他のブレインジムから先に行ないましょう。身体が緩んでくると、目も動くようになります。目を動かしているとイメージをしているだけでも、そのうち少しずつできるようになります。中には、指を目で追えない人もいます。焦らずゆっくりやりましょう。見るのが辛い位置があるときには、その視点で止まってゆっくりと呼吸をしてから、再び動かしてみましょう。

問題についてばかり考えていたり、ネガティブな考えに凝り固まっていたりする人、そのために顔の真ん中に力が入って眉の間に大きなしわが寄っているような人は、視野が広がってリラックスできると、会話が滑らかになります。本を読むのがしんどくなったときなどにも、目の動きをリラックスすることで、目と頭がすっきりして読書がはかどります。視野が広がり、手と目を協調して使えるようになると、自分の世界も広がり、自分に価値を認めることができるようになります。

■バランス・ボタン（図18）

〈耳の後ろに出っ張っている骨があります。これを乳様突起と呼びます。この乳様突起の後ろから後頭部の下あたりのラインにかけて指でなぞると、少しへこんで柔らかいところがあります。ここに片方の手の人さし指と中指を当てます。もう一方の手は、おへそに置

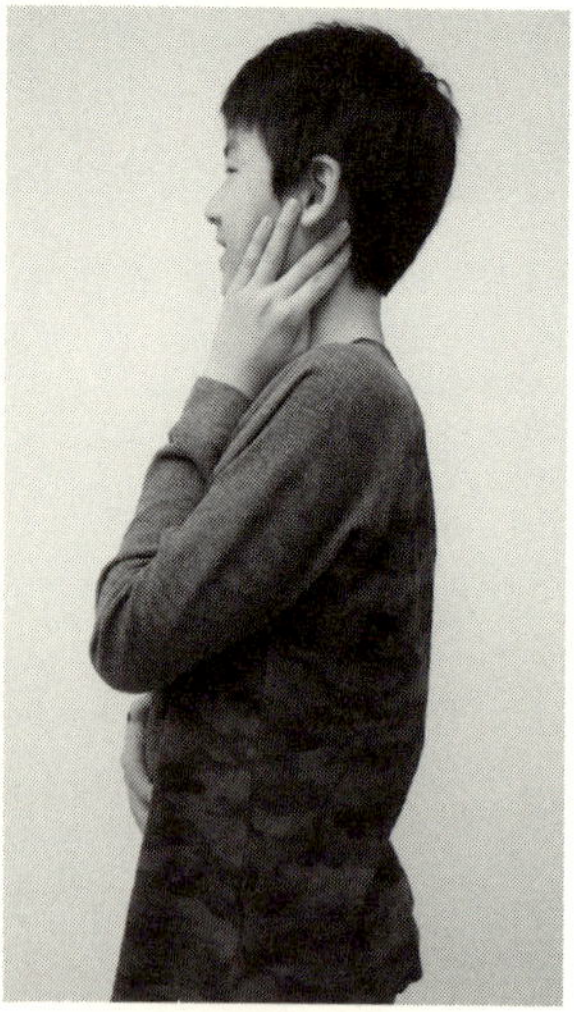

図18　バランス・ボタン
（本文の〈　〉内の動きの解説を参照）

いて下さい。このままゆっくり呼吸をしながらしばらくじっとします。終わったら手を替えます〉

基本は、目を閉じて行ないますが、目を閉じるとめまいが生じる人は、目を開けて行なって下さい。楽になって安心感が得られたら、目を閉じてやってみて下さい。しばらくして目を開けると、目が楽になって、視界がクリアになっています。

バランス・ボタンの位置は、副交感神経が体表に一番近く通っているところだそうです。重力に抗って立ち、行動するために、平衡感覚は必要です。バランス・ボタンは、耳の中にある前庭組織を安定させ、平衡感覚を落ち着かせてくれます。二〇一六年九月に来日したポール・デニソンは、このポイントを「上に持ち上げるように」と言いました。頭の位置をきちんと身体に教えるためだそうです。

身体を動かしているときに、頭部をグラグラ揺らす人がいます。これでは、めまいが起きても当然だと思います。バランス・ボタンをした後に、ゆっくりネック・ロール（145頁）をして頭の軸がぶれない動きができるようになると、首を楽に使えるようになって、めまいもあまりしなくなっています。

考えるときに頭を傾ける癖のある人はたくさんいますが、心が不調だと感じる人で、問題について考えたときに、頭部を傾ける癖のある人は、頭部の軸と身体の軸とを一本の線のように真直ぐにし、ゆっくり呼吸をするだけで、楽になることがあります。おへそに絆創膏やテープなどを貼ったり、何かでおへそを覆ったりして、身体におへその位置を教え、顎を出さないように、両手でバランス・ボタンの位置から少し斜め上のほうに向けて力を加えると、きれいな姿勢を作るための頭部の位置を身体に教えることができます。頭痛のときに、自然にこの位置に力を加えたり揉んだりしている人もいます。

■アース・ボタン（図19）

〈片手の人さし指と中指を顎に置きます。子どもは、もう一方の片手をおへその上に置きます。大人では、もう一方の手の指先を恥骨上端に置いて、そこからおへそまでの縦のラインをとるようにして片手を置きます。柱などの垂直の線を探して、それを真正面にして向き合って下さい。顔を前に向けたまま、目だけを動かして垂直の線の下部を見ます。息を吸いながら視線をゆっくりと上部まで移動します。息を吐きながら上部から下部に視線を移します。これを三回繰り返します。終わったら手を替えます〉

息を吸うときに、恥骨結合上部からエネルギーが顎まで上がってくるような気持ちで息を吸うと、身体の正中線をきちんと感じられ、軸がしっかりしてきて、腰の歪みや頭の傾きがよくなります。正中領域を使う能力が発達するので、集中力が向上するそうです。

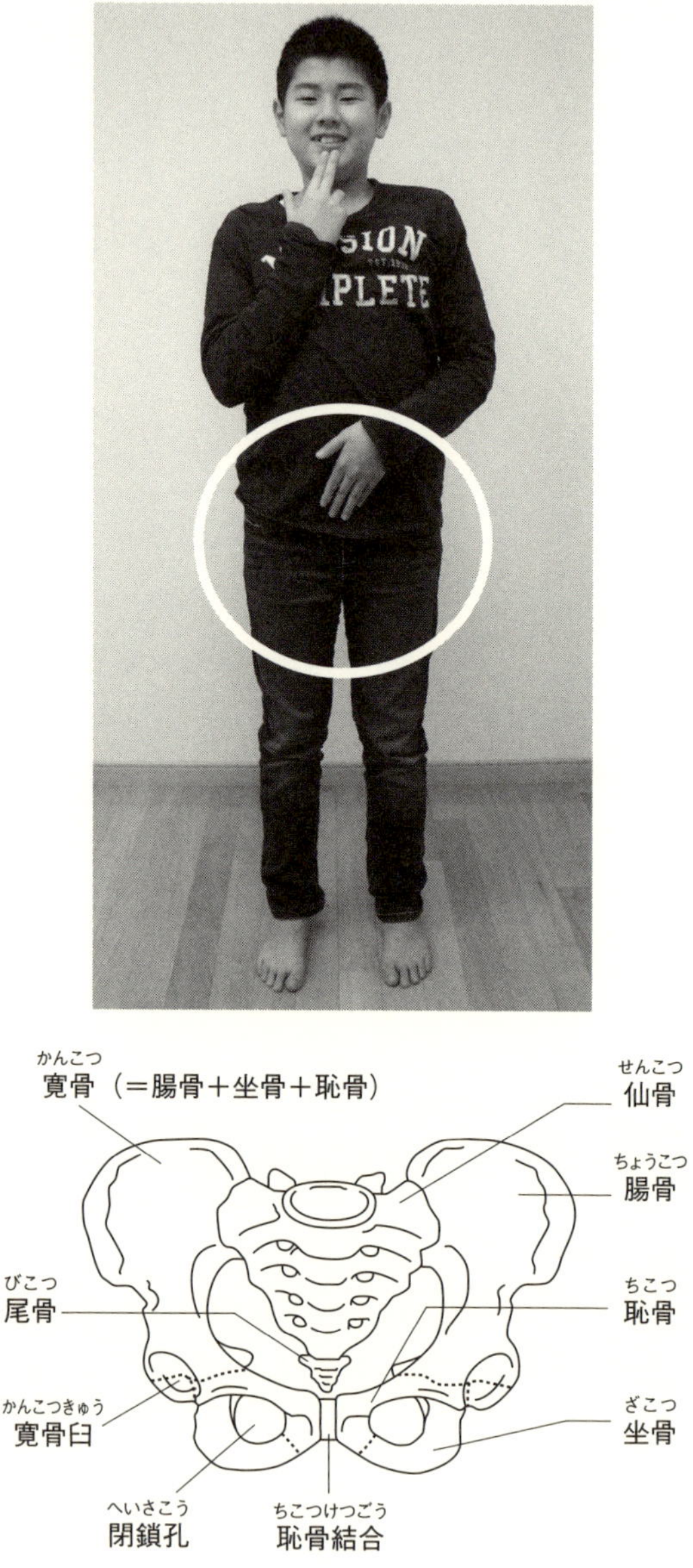

図19　アース・ボタン
（本文の〈　〉内の動きの解説を参照）

スペース・ボタン（図20）

〈人さし指と中指を鼻の下に置き、もう片方の手を尾骨に置きます。尾骨はお尻の真ん中のしっぽのなごりのようになって窪んでいるところです。呼吸をしながら鼻先に視線を置き、そこから下弦を描くように遠くまで視線を移します。また、そこから同じ経路を辿って近くまで視線を戻します。こういうやり方で、呼吸をしながら、遠くを見たり近くを見たりします。最低三回して、終わったら手を替えます〉

この動きをすると、背中が伸びて頭の傾きがなくなり、背骨が真直ぐに立つ感じがしてきれいな姿勢になります。脳脊髄液の流れがよくなるそうで、集中力の持続時間が長くなります。

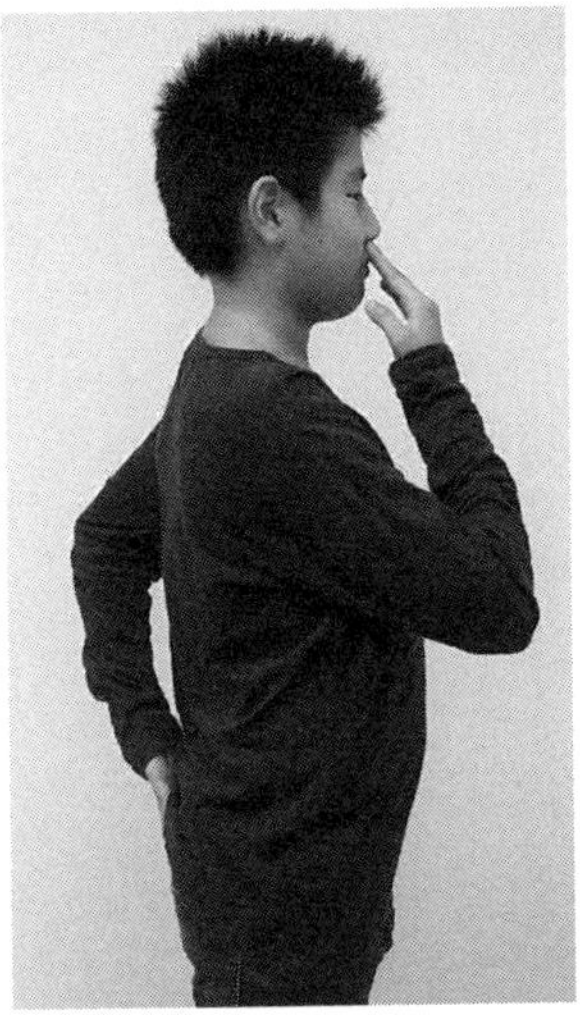

図20　スペース・ボタン
（本文の〈　〉内の動きの解説を参照）

ポジティブ・ポイント（図21）

［額にある左右二つのポイント（髪の生え際と眉毛の中間あたり）に、手の指を軽く当てます。ちょうど目の真ん中から真直ぐ上に上がったところです。それぞれ

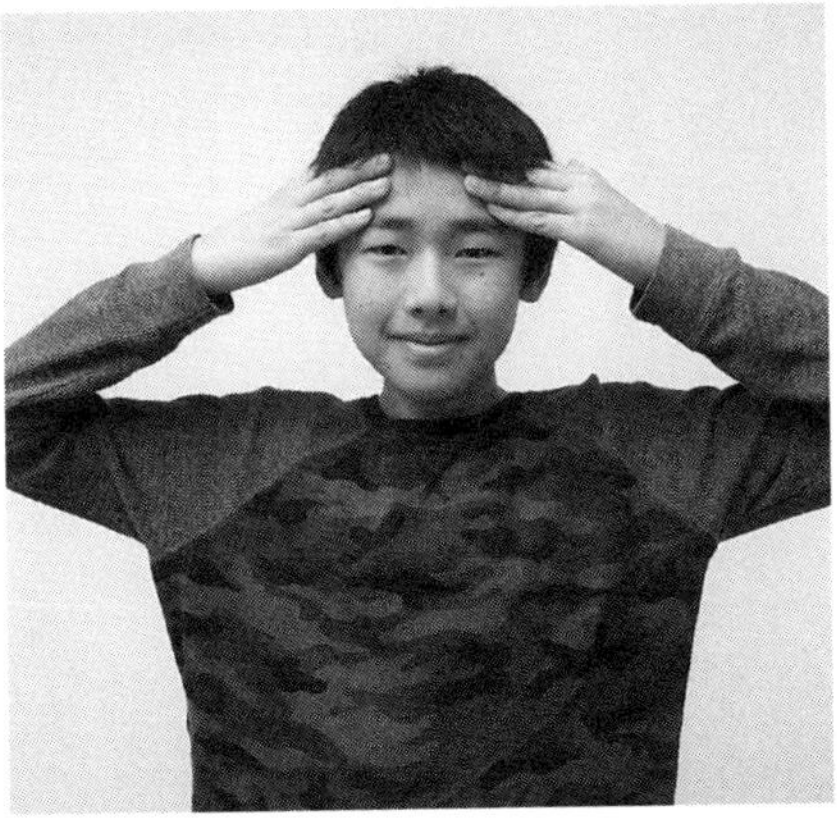

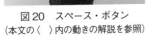

図21　ポジティブ・ポイント
（本文の［　］内の動きの解説を参照）

のポイントに当てる指の力は、二つのポイント間の皮膚に張りが出る程度です」

ポジティブ・ポイントに指先を置いてしばらくすると、その指先に拍動がドクドクと伝わってきたり、ジーンとしびれた感じが伝わってきたり、熱くなってきたりします。治療のときには、筆者がクライエントのおでこに指を当てさせてもらうこともあります。そのとき、クライエントが一生懸命考えている状態が、筆者の指先に伝わってきます。その状態が収まると、クライエントも楽になっていて、これまで思いつかなかった考えを見つけています。

おでこに指を置いて時間がたっても、筆者の指にそういうものが一切伝わってこないか、あるいは逆に吸い込まれるような冷たさを感じるときがあります。そのときには、片手を後頭部、もう片手をポジティブ・ポイントに置くか、側頭部から前頭部に手を置いて、頭を包み込むようにします。この間、一五分以上かかることもあるので、時間がない場合は悠長にできないかもしれません。こういう人の場合、自己調整として使うまでに時間がかかります。

ポジティブ・ポイントは、感情ストレスの解放のためのポイントで、モロー反射を落ち着かせてくれます。ストレス状態では、危険に焦点を当てようとして額の前頭筋が収縮し、前頭前野に流れる神経血管の働きを妨げます。このポイントを押さえると、中のほうの脳から前頭葉への血流を高め、理性的働きをする前頭前野の働きが活発になり、闘うか逃げるかの反応を回避できるのではないかという説明をすることもあるようです。

呼吸に気をつけて、前頭筋をリラックスできると、他の表情筋もリラックスします。ポジティブ・ポイントは前頭前野の血流をよくし、どうしたらいいかという対処方法について考えることを容易にします。ポジティブ・ポイントの効果を実感すると、この簡単な方法がいかに優れた技法か理解できます。ＮＨＫ教育テレビに「困ったチャン」というキャラクターがいました。このキャラクターは、困ったときに額に手を置きます。それと同じで、自然に人がしている簡単な動作です。言葉を忘れたときに、額に手を置いていると六〜七割くらいは思い出せるような感じがあります。フロイトも、自由連想法をはじめた初期の頃、患者さんのおでこに手を当てていたそうです。触れるという行為に問題を感じて中止したと聞きました。

■エナジー・ヨーン（図22）

〈両耳の前に指を置いて、口を開け閉めしてみて下さい。顎を開け閉めしている顎関節に触れることができます。その顎関節に両手の指を当て、顎関節中心に頬をマッサージします。気持ちよくなって自然にあくびが出そうになったら、大きなあくびをして下さい。あくびが出なくても、あくびのまねを最低三回して、しっかり空気を取り込んで下さい〉

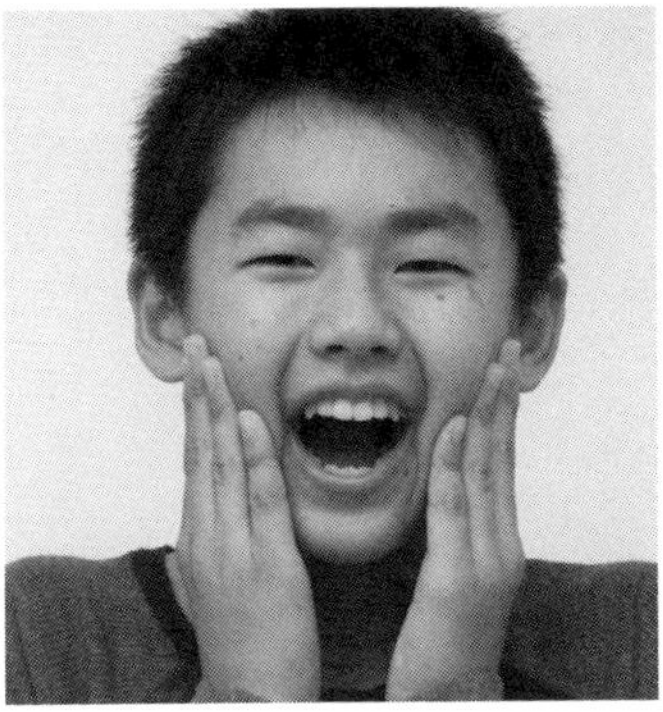

図22　エナジー・ヨーン
（本文の〈　〉内の動きの解説を参照）

うつの人や自閉症の人は、口を大きく開けることが辛そうです。口の周辺にすごく力が入って、への字に口をつぐんで、「聞かれたこと以外は話さないぞ」という雰囲気の人もいます。そういう状態では、顎関節症を生じやすくなります。口を開けるとき、鏡を見て顔の正中線と上半身の正中線を合わせて、真直ぐ口を開けるようにしましょう。できる範囲で構いませんので、大きく口を開けて下さい。できれば一緒に目も大きく開いて下さい。眼球は六つの眼筋によって動かされます。眼筋と顔の表情筋や首の筋肉は、分化して使われていないことも多く、目の疲れが、顎や耳や首の筋肉の緊張になっていることも多いのです。表情の硬さがとれ柔和になると、恐怖麻痺反射の緊張を緩めてくれます。すると笑顔が出てきて、口が滑らかになっています。

シンキング・キャップ（図23）

『耳介を広げるように引っ張って、耳とその周りの皮膚と筋肉をほぐします。耳の上のほう、横のあたり、そして下のほうの耳たぶとその周りも、やさしくゆっくりと引き伸ばしてあげて下さい』

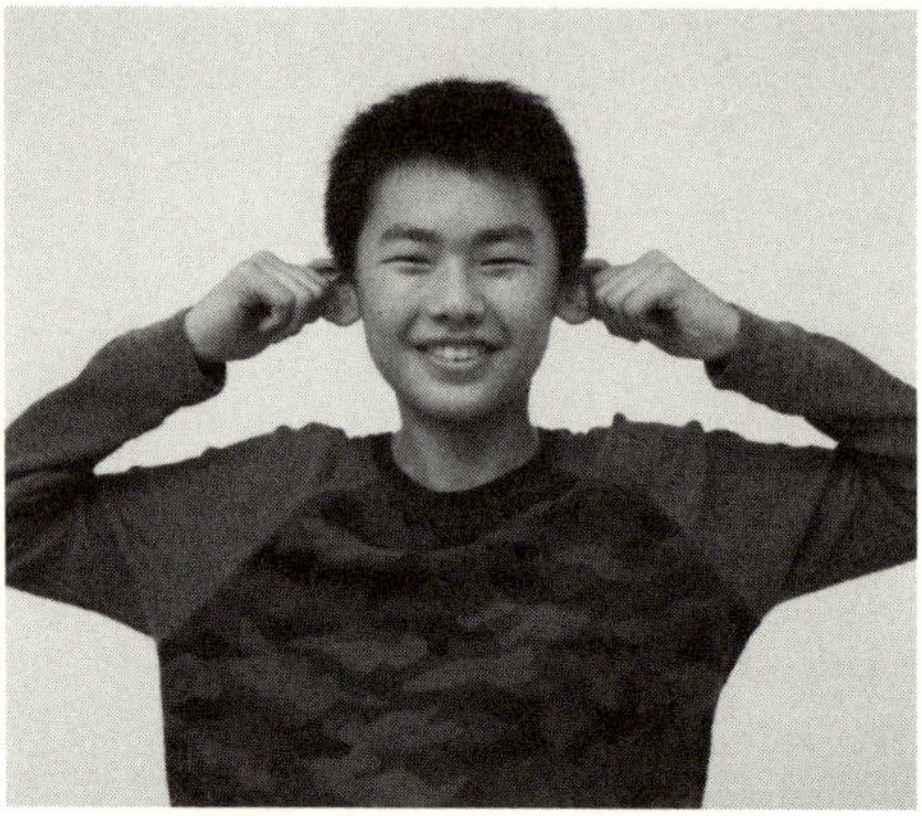

図23　シンキング・キャップ
（本文の『　』内の動きの解説を参照）

両耳を持ったまま、肘を後ろに引っ張れる人は、息を吸いながら肘を後ろに引っ張るようにして肩甲骨を寄せてみましょう。息を吐くときに肩や肘をリラックスさせ肩甲骨の後ろの力も抜きます。そのとき、耳を内側に引っ張らないように気をつけて下さい。こうすると外界からの刺激によって目や耳の疲れからくる後頭部や肩などへの緊張が和らぎます。頭痛がとれたり、肩凝りも楽になったりします。

耳にはたくさんの身体のツボがあります。フランスの神経学者ポール・ノジェが、耳のツボは、全身のツボと対応していることを発見したそうです。耳は逆さま状態の胎児の姿をしています。耳のツボに刺激を与えることで、対応する臓器が刺激されるそうです。

少し触れるだけで「痛い！」と飛び上がる人もいます。そういうときには、軽く触れましょう。何度もシンキング・キャップをするうちに、楽になっていきます。シンキング・キャップをすると、肩と首の緊張をほぐし、聴覚系を安定させます。雑音の中から、自分の聴きたい音を両耳でクリアに聴けるようになり、他人の話を聴くのが楽になります。

ネック・ロール（図24）

〈姿勢を正して楽な姿勢になります。少し顎を引き気味にして、左右どちらかの方向に顎を動かして止めます。止めた位置で息を吸って、そこから反対の方向に向けて息を吐きながら顎を動かします。力を抜いて、何度か顎を振り子のように往復させます〉

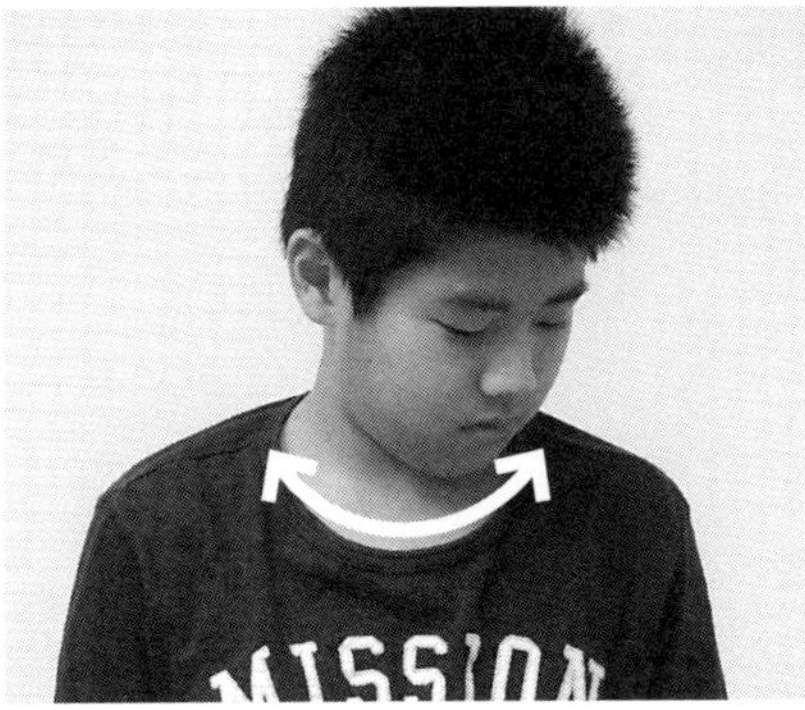

図24　ネック・ロール
（本文の〈　〉内の動きの解説を参照）

カーフ・ポンプ（図25）

『準備体操としてよくアキレス腱伸ばしをしますが、あの動きをゆっくりと息を吐きながらやって、ふくらはぎの筋肉を四～五秒かけてじわじわと伸ばしてあげましょう』

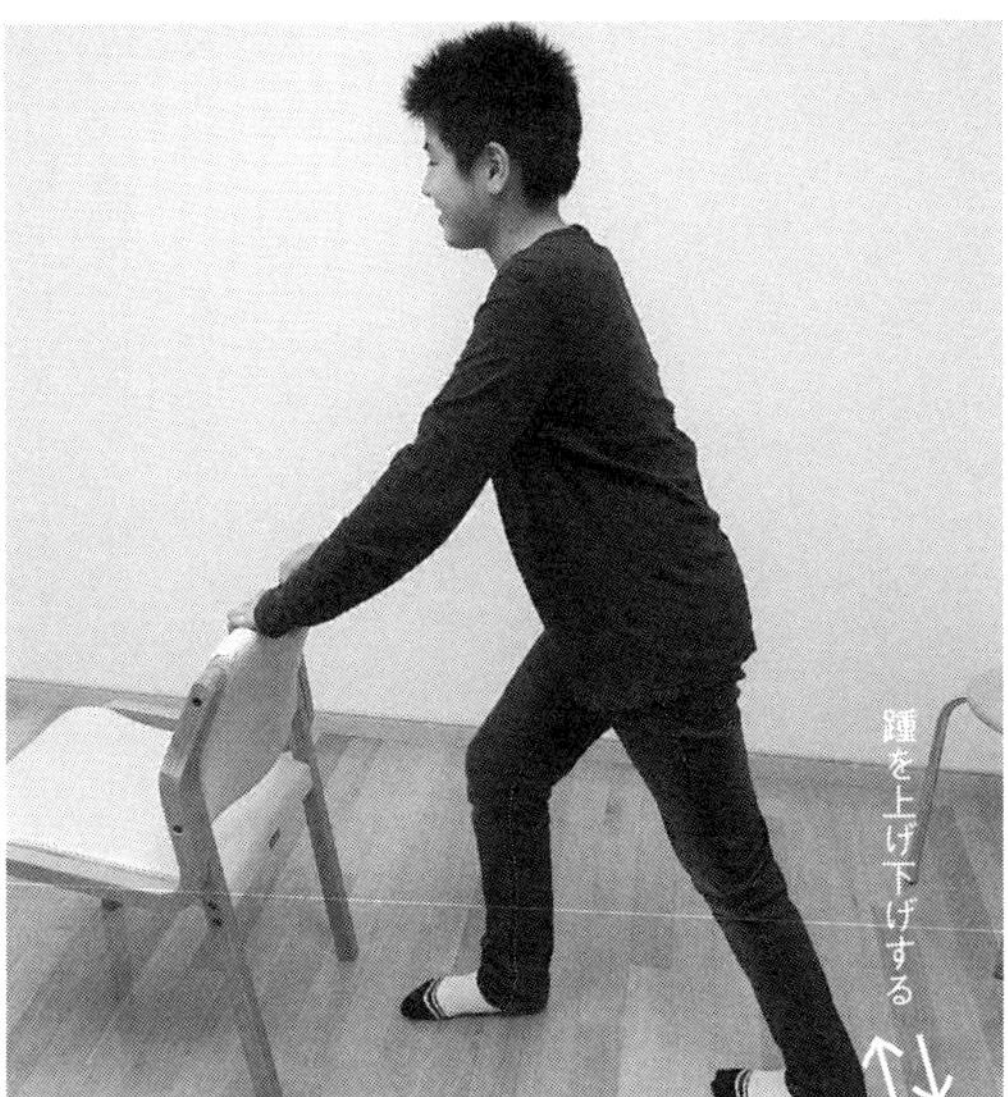

図25　カーフ・ポンプ（本文の『　』内の動きの解説を参照）

両方の足先は少し内股にします。フラフラする人は何かにつかまりましょう。息を吸いながら後ろの足指をつま先立ちして前の膝に少し体重をかけます。次に、前に出したほうの足はそのままにして、息を吐きながら、後ろの足の踵を地面につけます。するとふくらはぎの筋肉がよく伸びます。ふくらはぎの筋肉に心地好いくらいの痛みを感じない人は、腰が曲がっていたり、膝を曲げていたりすることが多いです。膝、腰、背中を曲げないように背中から足首まで真直ぐにしたきれいな姿勢で、後ろ足の膝をできるだけ曲げないで踵を着けると、後ろの足のアキレス腱がよく伸びます。

動くためには、ふくらはぎの筋肉を使います。行動するときに、ふくらはぎの筋肉が固いままでは疲れてしまいます。カーフ・ポンプをすると、背面が伸びて身体がすっきりして呼吸が楽になるので、自分の人生に前向きになれて、自分の行く道に一歩踏み出すことができます。

精神科では、立って動きをしたくない人もいて、そういうときには座ったまま行なってもらいます。足を前に投げ出して膝は伸ばしたままにしてもらい、両手は椅子の横を持って上体が倒れないように固定します。息を吸ってリラックス、息を吐きながらつま先を自分のほうに向けるように足首を曲げてもらいます。また、息を吸って足首をリラックスさせることを繰り返します。息を吐きながら膝を伸ばして足首を曲げたまま、股関節から足を上方に上げていくとふくらはぎがよく伸びます。

フット・フレックス（図26）

『椅子に座って、ケアの必要な足、例えば左足を上にして足を組んだら、同じく左手で膝の裏側を挟みます。右手は、アキレス腱の少し上のあたりをやさしくつまみます。その状態で、ゆっくりと五秒ほどかけて、足の甲が膝に近づくように、足首を曲げます。そして、ゆっくりと五秒かけて、足首を伸ばします。

一息入れたら、右手で、ふくらはぎの五cmほど左手に近づいたあたりをつまみます。最初と同じように、五秒かけて足首を曲げ、五秒かけて伸ばします。右手が左手のすぐ横にくるまで、この動きを五～六回、繰り返します。ふくらはぎが痛くなりすぎないように気をつけて、力を加減して下さい。筋肉が硬くなっているところを見つけたら、そのあたりは特にていねいに、手でつまむように押さえながら、足首の曲げ伸ばしをして、ふくらはぎの凝りを解消させてあげましょう』

危険への闘争逃避反応で固くなってしまった筋肉を、もう伸ばしていいんだよと脳に伝えます。「気持ちいいので、毎日、お風呂の中で自分でしています」という人も結構います。

これを続けることで、高くなった血圧が定常状態に戻ります。感情も安定してきます。

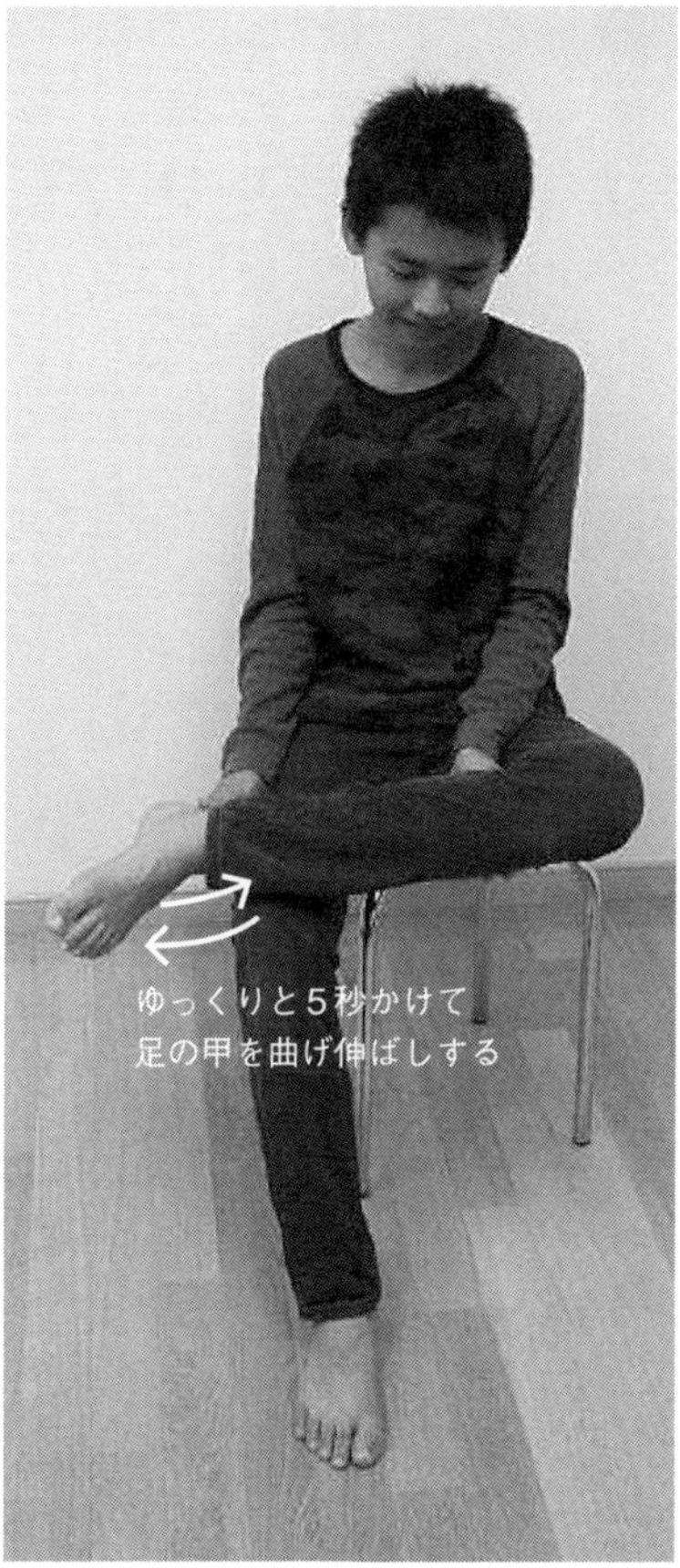

ゆっくりと5秒かけて
足の甲を曲げ伸ばしする

図26　フット・フレックス
（本文の『　』内の動きの解説を参照）

レイジー・エイト

『片腕を前に伸ばします。そして親指を目の高さに立て、正中領域に大きく8の字を寝かした形（∞）を描きます。親指を目で追いながら、ゆっくりとしたスピードで行ないましょう。まず、真ん中から反時計回

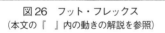

りに左斜め上に親指を動かし、円弧を描いて真ん中に戻ります。そのまま時計回りに右斜め上に回って、円弧を描いて真ん中に戻ると、一筆書きで描く「寝かした8の字」となります。これを三回行なった後、腕を替えて、もう一方の親指でも同じパターンを三回描きます。最後に、両手を組んで親指を交差させ、同じパターンを三回描いて終わります」

●エレファント

『足幅を広めにとり、膝にゆったりと余裕を持たせて立ち、軽く右腕を前に伸ばして頭をもたれかかるように傾けます。首と腕がぴったりと一つになったつもりで、両目は指先の空間を見ましょう。そのまま右手で前方にゆっくりと大きくレイジー・エイトを描きながら、両目は指先の空間を見続けましょう。横8の字の中心から上に向かうように気をつけながら三〜五回右手で描いたら、左手でも同じ動きを試して下さい』

●ダブル・ドゥードゥル

［両手、両腕を同時に動かして、大きなボードの上に左右対称の軌跡を描きます。身体の両側を同時に使うこの動きは、腕と肩の大きな筋肉が使われます」

『ダブル・ドゥードゥルは「両手のいたずら書き」という意味です。左右で違う色のペンを手にします。目は、紙面の中央付近を広く見るようにして下さい。手首の力を抜いて、両手の動きが常に左右対称になるように心がけながら描けば、あとはどんな形になっても自由です。腕を大きく動かして、紙面いっぱいにペンを進みたがる方向に走らせてあげましょう』

○グラビティ・グライダーやアーム・アクティベーションのやり方は、ブレインジム101の講習会に参加すると習得可能です。また、後述する参考図書の中で、ポール・デニソン著『ブレインジムと私　学習障害からの奇跡の回復』にも記載されています。

○アウル（201頁）やエレファントもブレインジム10

1の講習会に参加すると習得可能ですが、神田誠一郎著『ブレインジム――発達が気になる人の12の体操』にも掲載されています。

8 医師にかかっている人は医師の了解の下ではじめよう

医師にかかっていない人は、自分で無理なくブレインジムを行なってみることができるでしょう。ブレインジムは、「個々人がこれをしてよかった、自分に合ったから続けるよ」というプログラムですから、自分で考えて、楽しくからだを動かす限り副作用はありません。

家族にすすめるときには、絶対に無理強いをしないで下さい。

現在、精神科や心療内科で治療を受けている人は、かかりつけ医に相談してみましょう。ブレインジムは、治療のために作られた訳ではありません。意図的な動きを通して、学習能力や行動技能の学びを深めることを目的として作られました。そのため、治療的に有効活用するということは、今後の課題でもあります。ブレインジムは呼吸をしやすくしてくれて、健康度を高めてくれるものだということを知っている医師や医療資格保持者など、共同で取り組んでくれる人と一緒に行なうのが望ましいです。その際には無理強いではなく、楽しくできるとよいと思います。

自ら行なうブレインジムには副作用はありませんが、152頁の統合失調症の患者さんのように、突然霧が晴れたような体験をされたときに、本人のみならず、家族がその変化に驚き、再燃と間違ってしまうこともあります。そのために、病気について、専門的な知識のある人がそばにいてくれると心強いと思います。

【ブレインジムに関する参考図書】

五十嵐郁代編『こころのりんしょう à·la·carte 特集ブレインジム』第三〇巻四号、二〇一一、星和書店
神田誠一郎著『ブレインジム――発達が気になる人の12の体操』二〇一四、農文協
カーラ・ハンナフォード著、杉田義郎・守山敏樹訳『ド

ミナンスファクター』二〇一四、永井書店
ポール・デニソン著、石丸賢一訳『ブレインジムと私 学習障害からの奇跡の回復』二〇一〇、市民出版社
ポール・デニソン&ゲール・デニソン著、石丸賢一訳『Brain Gym手引書』日本キネシオロジー総合学院
S・マスコトーバ／P・カーリー著、五十嵐善雄・五十嵐郁代・たむらゆうこ監訳『トラウマからの回復』二〇一三、星和書店

［その他］
アレン・フランセス著、青木創訳、大野裕監修『〈正常〉を救え』二〇一三、講談社
アンリ・エレンベルガー著、木村敏・中井久夫監訳『無意識の発見——力動精神医学発達史』一九八〇、弘文堂
J・カバットジン著、春木豊訳『マインドフルネスストレス低減法』二〇〇七、北大路書房
本間生夫著『呼吸を変えるだけで健康になる』二〇一一、講談社＋α新書
三木成夫著『人間生命の誕生』一九九六、築地書館

（五十嵐郁代）

追記：疾患別のブレインジム応用例

身体を動かしてリラックスさせる治療的アプローチ

精神科医になって一年目、定められた研修と症例報告が受理され、先輩の医師と一緒に大学病院の精神科病棟の当直を任されるようになった最初の夜でした。不眠を訴える五〇歳代の患者さんの対応のために呼ばれて、病棟に行きました。行ってみると、その患者さんは頑固な不眠を毎日のように訴え、ありとあらゆる睡眠薬を服薬していました。これ以上何を出せばいいのだろうと頭をひねりながら、無意識に患者さんの肩を揉んでいました。何気なく患者さんの楽しかった子ども時代の話をしているうちに、いつの間にか患者さんは寝息を立てて眠っていました。そのままベッドにそっと横にして寝かせて戻りました。翌日、患者さんから、久し振りによく眠ったと感謝されました。

この体験は、患者さんの筋肉をリラックスさせながら、安心感を与えるような話題を引き出すことが、良眠を生む大きな要因であることに確信を持つきっかけになりました。それ以後の精神科医としての人生を通して、患者さんは安心しているか、筋肉はリラックスしているか、などに注意を払い、その条件が満たされていなければ、どんな精神療法も薬物療法も効果を発揮しないと肝に銘じてきました。そのような訳で、身体を動かしてリラックスさせる治療的アプローチを併用することに関心があり、自分が使いやすい技法は積極的に取り入れてきました。以下のことは、そういった体験に基づいて、治療中にブレインジムの動きを取り入れて、効果のあった体験です。

うつ病・うつ状態

うつ病のために動くことさえできなくなった患者さんには、まずは休息と薬物療法が最優先されるので、入院治療か、家族に抱える力があれば、在宅療法をすすめます。食欲が出てきて散歩できるようになってきたら、呼吸をしっかりさせることや、瞬きをしない癖に気づいてもらいながら、目を動かしてもらうようにします。後頸部や肩周りの筋肉、アキレス腱を緩めるように、ネック・ロール（145頁）、エナジー・ヨーン（143頁）、シンキング・キャップ（144頁）、フット・フレックス（146頁）やカーフ・ポンプ（145頁）などを診察中に一緒に行ないます。

患者さんに意欲が出てきて、気持ちよさを実感するようになると、家でもブレインジムを行なうようになります。こうなると、薬物を減量しはじめる時期です。身体感覚が戻ってくると、薬物の過剰な処方による副作用を自覚する感覚が戻り、自分の身体を自分でスキャンすることができるようになります。自主性の回復は、患者さんに治療の主導権を渡し、治療者は脇役に退きつつ、患者さんの変化の気づきを促進するように働きかけることです。

固まりやすい脊髄周囲の筋肉をほぐすためにリズミック・ムーブメント・トレーニング（以後RMT、（42頁））を行ないます。家族の協力が得られれば、家族にRMTを行なってもらいます。こういった準備をしながら、散歩や日常の家事、趣味の復活、これまでの生活の見直しを行なっていけば、いつの間にか回復しています。ただし、自分で身体を動かす努力をしない人は、こういった円滑な改善は期待できません。自助努力をしないという姿勢自体が、うつ病を悪くしていると言っても過言ではないでしょう。

何もできなくなるうつ状態ではなく、中等度のうつ病の方たちは、頻回に受診してもらいます。必要であれば、受診しやすいように診断書を出して、職場の許可を得ます。薬物を調整し、ブレインジムの動きを二つか三つ一緒に行ない、動きを覚えてもらいます。十分な睡眠がとれ、食欲が改善し、自分で動きを行なえるようになれば、受診期間を長くしながら薬物の減量調整を進めていきます。

軽度のうつ状態の方は、いくつかのブレインジムの動きを覚えてもらいながらRMTを教えると、処方もないまま、翌週には晴れ晴れとした表情で来院される事例も稀ではありません。筆者は、胎児期の鰓弓《さいきゅう》部位のリラクセーションが、回復期に重要な役割を果たしているのではないかと考えており（59頁）、今後さらに観察を深めていきたいと思っています。

先述したように、それでもよくならない人たちは、疾病利得や何らかの理由でよくなりたくない人たちです。こういった人たちには、最小限の処方でのんびり対処しながら、治療意欲が湧いてくるまでじっくり待つのが得策だと思っています。患者さんが動こうとしなくとも、患者さんの周囲の関係が変化してくると、患者さん自身も動かざるを得なくなります。そのときを待つのも、治療者の技術であると筆者は考えています。

統合失調症

統合失調症の方が、精神科診療所を訪れることは稀ではありません。精神症状に振り回されて暴力的な言動を示さない統合失調症の人たちであれば、外来のみで十分治療ができます。その際に、家族の理解と援助が十分期待できれば、身体技法は治療についての大きな力になります。急性期には、十分な睡眠と食事、衛生的な環境が整えられ、適切な薬物療法が必要です。無事、急性期を脱した後に、身体感覚を戻すことに関心を持ってもらうように働きかけます。表情による緊張の度合い、姿勢や歩行を含めた平衡感覚、両眼での注視とリラックス時の斜位の有無など、待合室から診察室までの間に得られる情報を観察し、味覚や触覚、口渇などの自覚的所見を得られるようにします。呼吸やRMTなどを行ないながら、患者さんの反応を見てブレインジムの動きを一緒にしています。こういった働きかけは、回復期から離脱を早めるのではないかと考えています。

私の患者さんで、二〇年以上付き合ってきた統合失調症の方がいます。ブレインジム101を習った直後に、たまたま外来にやってきたので、「体操ではなくて、身体を動かすことで心身のバランスを整えるっていうのだけれども、よかったら一緒にやりませんか?」と断わってからPACE（82頁）を一緒にやりました。クロス・クロールをしている最中に、急にその方の目が輝きはじめました。そしてPACEが終わった後に、「何だかとても爽やかで、病気が治るような気がする」と言い出したのです。もちろん治った訳ではありませんが、PACEをするとすっきりすることがあるということに、彼は気づいたのです。ところが、その息子の様子に母親が不安になったため、PACEをすることは中止になりました。

筆者は、週に一度、慢性期の統合失調症を抱える人たちが生活する救護施設に、診察と処方のために出かけています。発病から三〇年から四〇年の闘病生活のベテラン者がほとんどを占める施設です。症状が再燃すると、紹介してきた親病院に短期間入院し、鎮静化すれば戻ってきます。一四年近く関わっていますが、再燃しない人たちは、シンプルで少量の処方の人たちでした。多剤大量処方の人たちは、再燃が多いことがわかってきたので、加齢のことを考えて、単剤化と減薬を時間をかけて行なっています。そういった試行錯誤を繰り返しているうちに、ブレインジムの動きを取り入れた働きかけを無理強いせずに行なっていくと、円滑に減薬が可能になっていくことを感じています。

特にRMTは、よく使います。テレビのある部屋の畳に横になっている患者さんに断わって、身体をゆっくり揺らしてあげます。いつの間にか鼾《いびき》が聞こえてきて、眠ってしまう患者さんが結構いるからです。しばらくして患者さんの方から、「催眠術でもかけたの」と問いかけてきたらしめたものです。RMTの種明かしをしながら、自分で身体を揺らす方法を教えます。ワーキングメモリーの活動が低下しているために、なかなか覚えられませんが、しつこくならない程度に根気強く教えていくと、中には体得する人たちも出てきます。脊椎周辺の筋肉が緩んでくると睡眠が深まり、睡眠薬の副作用が顕著になってきます。減薬を試みながら、呼吸や瞬目《まばたき》などを意識させるように働きかけます。減薬は、本人の身体感覚を回復させせます。そのことは取りも直さず、身体感覚を通じて、治療の主体性の獲得への目覚めと治療への責任を自覚する方向に進めていくように筆者には見えます。

パラリンピックが注目を浴びるようになって、障がい者のスポーツ大会も活発に行なわれるようになってきました。ウォーミングアップを行なうときに、ブレインジムの動きを取り入れてもらえるように働きかけています。クロス・クロールは、バレーボールのアタックや卓球のときのサーブやスマッシュなどのプレイ時に、円滑な動きにしてくれるようです。また視野を広げるためにレイジー・エイトやダブル・ドゥードゥルなどを行なうと、バレーボールのレシーブやキャッチボールにとても役に立っています。しかし、患者さんたちは、効果に対する気づきを持つことは難しいので、治療者や支援者が彼らのプライドを傷つけないように変化を伝えてあげたり、根負けしないように働きかけたりするのが長続きするコツだと考えています。

（五十嵐善雄）

第四章

ブレインジムが役立った事例
――診療記録から

この章は、筆者の診療所に紹介されてきたクライエント（来談者）の事例です。

事例に出てくるA君もBさんも「自分たちのことが他の悩んでいる人たちの参考になるならば、取り上げてもらって結構です」と、本書で取り上げることの許可を快く下さいました。お二人には、大変感謝しています。クライエントのことを他人である私が物語として書くと、その人自身の考える真実と少しズレて、その人自身が読んでも自分のことと思えないような記載になっているかもしれません。そのほうが、個人が特定できないので好都合ですが、〝ブレインジムが役立ったこと〟については事実です。ただし、ブレインジムなど身体技法だけでは改善できない場合もあります。事例の中にそのこともきちんと書いて伝えたいと思いました。さらに、どんな場合に、どのようにブレインジムを使ったかも理解してもらいたいと考えました。

特に、ブレインジムは精神科の診断名に対応して使うものではないこと、精神科の診断もいろいろな原因による心理的・身体的状況の一つだと考えること、その身体的状況に対してブレインジムを使っていることなどは、気をつけてもらいたい点です。

A君もBさんも自分を変えたいと心から願ったので、

自宅に帰ってからも、必要なブレインジムの動きを一生懸命続けてくれました。このお二人の心からの努力なくして、A君やBさんの改善はあり得なかったと思います。この本はセルフケアのために書いてほしいと依頼されたものですが、このように治療を継続しながらも自らを改善する作業を行なうことで、治療者と共にクライエント自身も治療に参加したことになり、自信に繋がっていくのです。

最後に、治療が終結したクライエントと医療スタッフのブレインジムへの感想をあげました。

1　中学二年生　男子　A君の事例

キーワード
〔心の傷　発達障がい　発達性協調運動障がい〕

A君の悩みとプロフィール

A君はお母さんに連れられて来院しました。困っていることをA君に聞くと、「手に力が入らなかったり、目が眩しかったりすることがある。考えていることを言葉にして表現するのが難しい。一年前に学校で自分が言葉で表現できないことによって大きな失敗をした」と話してくれました。成績は英数国理社の五教科で五〇〇点満点中五〇点とよくなかったので、お母さんは発達障がいを疑っていて、高校には行けないのではないだろうかと心配していました。家族は、母方祖母、父、母、妹の五人家族です。A君は家族について、「祖母は現在、闘病中。今の父は母の再婚相手。四歳の頃から、今の父とはたくさん話ができる、普通の父子関係。実父とはほとんど会っていないし、実父について聞かれても何も感じない。家に帰ると遊べるのは妹しかいない。妹とはよく喧嘩する」と教えてくれました。都会の人が、「家に帰って遊べる友だちがいない」と聞くと、「友だちもいない孤独な子なの？」と思いそうですが、A君の環境は、学校まで山道もいれて自転車で三〇分以上かかり、近隣にあまり家もなく、友だちとなる人も限られていました。日本には、まだまだ人口密度の低い田舎が残されていることにホッとすると同時に、子どもの教育環境について考えさせられます。

A君は普通の自然分娩で出生しましたが、出生時の体重は二五〇〇gと低体重でした。おっぱいの飲みこみが悪く、なかなか大きくなれなかったそうです。今は、背の高さはクラスで真ん中くらい。お母さんによると、「這い這いは普通にしていたが、生後二カ月くらいから託児所に預けたので、歩行器に乗せていた時間が長かったかもしれない」ということでした。A君は、自分について、「小学校にあがって、逆上がりがなかなかできず、自転車は小学校三年の頃から乗れるようになったが、乗れるようになるには苦労した。幼稚園の頃は、かけっこは遅かったけれども、中一くらいから走るのは速くなった。足が速くなるコツをテレビで見て試したら速くなり、今はクラスで二番目。大きな病気はしたことはないが怪我はよくする。一年前にも、下校時、自転車に乗っていて車にぶつけられて左手首を骨折した。小学校三年生の頃、はしゃいで炬燵《こたつ》にぶつかって、右足くるぶしを骨折し、それから正座するのが苦手になった。最近もよくあちこちにぶつかる」と、教えてくれました。

会話している最中に、廊下を人が歩く音がすると、さっとそちらに顔を向けたので、音に過敏なのかと思ったのですが、自分が話に集中しているときには、外部の音にもまったく反応せず、過敏さも鈍感さも合わせ持っていることが見て取れました。

A君の多様な個性

こういうことから、A君には、原始反射（98頁）様の動きがまだ見受けられること、物体と自分の身体との距離感を推測するのが苦手で、固有受容覚（筋肉を使うときや関節の曲げ伸ばしによって、自分の手足が、空間のどこにあるのか認識できる感覚）が未熟であること、総じて発達性協調運動障がい（手と手、目と手、足と手などの個別の動きを一緒に行なう運動が著しく困難な障がい）のような身体の不器用さがあることがわかりました。しかし、負けず嫌いのようで、どうにかして自分の弱点を克服しようと密かに闘志を燃やして自分で努力する姿勢がうかがわれて好感が持てました。また、テレビで早く走るコツを真似ると早く走れるようになったというのは、ミラー細胞（他の行動を見て、自身が同じ行動をするように反応する脳内細胞）が上手く働いて催眠感受性（催眠暗示にかかりやすいかどうかの性質）が豊かだということなので、さまざまな能力を秘めていると感じました。

A君の今の趣味は、琴とパソコン。琴は、テレビで見て面白いと思ったので小学校四年生のときから習っています。学校の文化部ではパソコンを使っています。パソコンは面白いそうです。くだらないことしか話せないが、話のできる友だちは三～四人とのこと。学校までは七kmの道のりを自転車や徒歩で通学しているので疲れるそうです。先生はあくびをしても怒るなど、しつけには厳しいようでした。読書は冒険ものが好きで、漫画も好きです。

私は、A君の個性的で意外な趣味に驚かされました。自分で見つけた興味あることには、きちんと集中して学びを継続しているので、テストの点数が低いのは、母親が考えているような発達の障がいのせいだとは思えませんでした。また、先述のA君のこの話だけを参照すると、学校では上手くやれているように聞こえます。しかし、学校で一年前にした失敗を克服したいと訴えたことは、いまだに心の傷をひきずっている可能性があり、このことは学校で上手くやれているような話とは矛盾しているように感じました。

心の傷になっていた小学校でのいじめ体験

まずは、一つ目の課題である、書くときに手に力が入らないことへの対策として、力を入れなくてもすむような濃い鉛筆やサインペンを使えばいいことを助言しました。また、目が眩しいことに対しては、真っ白なノートではなく、少し茶系かクリーム色がかったノートを使えばいいことなどを助言しました。体幹をしっかりさせることが、末梢の腕やひじや指の動きや力の入れ方をスムーズにさせます。これは、ブレインジムで可能な学びの目標の一つとなります。

A君にとって改善したい最優先課題は、「自分の考えを上手く外に向けて表現できること」でした。A君によると、具体的には、「クラスで休み時間に友だちと話ができること。自分が今話せている人も、困ったときに助けてくれるとは思えない。女の子に圧倒される。クラス全員に自分の気持ちや考えを上手く言葉で表現できるようになればよいが、女子の目線が気になる。小学校五年のときから自分の悪いうわさがあり、今も続いている」。そうなったエピソードについては、A君は、自分で話せなかったので、隣にいた母親が教えてくれました。

「あることがきっかけで、女子に汚いなどと言われはじめて、机を極端に離されたりするようになった。あたり構わず、Aが『ゴボゴボ』と咳をしたことも、そうしたことに拍車をかけたかもしれない。男子からズボンを下げられたりしたこともある。Aは、『お腹が痛いので学校に行きたくない』と言ったこともある。同じように女子からいじめられて学校を休んでいる子もいるので、いじめられたのはAだけではない。先生に相談すると、クラスで集会を持ってくれたが、状況はよくならなかった。そういうことが続いたので、Aに一人、特別に先生をつけてもらえた。担任、副担任ともう一人、三人体制にしてくれたが、同級生らから、『どうして一人だけ先生がいつまでもついているんだ』という声が出て、六年になっていじめが下火になったのを機に、三人体制はなくなった。田舎の中学なので、同級生は小学校のときからの持ちあがりである」。

話をどう聞いても、単なるからかいや好き嫌いの対象から、いじめの対象になっていたと思えました。しかし、先生が開いたクラス会でも、〝A君が汚い行為をしたからそうされるのは当たり前、A君に原因がある〟という論理を変えることはできなかったようです。おそらくいじめについてどのように捉えていいのかの先生の理解が浅く、いじめる側の子どもたちをコントロールできなかったので、A君はぐっとこらえてやり過ごす他なかったのが、よくわかりました。A君へのからかいが度をすぎたものであったことや、のけものにされた行為に、A君がとても辛い思いをしていたことについて、「この子にも非があったのだから文句は言えない」と考えて、母親も何とか納得しようとしているようでした。いじめの話で苦しそうにしていたA君にＴＦＴ（41頁）を施しました。

ブレインジムなどの身体技法で湧いてきた意欲

ＴＦＴを施した後、「登校できなくなる子もいるのに、どうやってA君は学校に行けたの？　どうやって学校で過ごしていたの？」と、A君に聞きました。辛いときには、本を読んだりして過ごしたそうです。母親から、「本来はとてもよくしゃべる子で、一人でも話している」と聞いたので、学校で孤独にすごすのは、さぞかし辛かっただろうと思えました。A君に「学校が変われば、問題なくなるね」と言うと、目を輝かせて元気よく「ハイ」と答えました。

A君に、真ん中に支えがあるだけの左右に揺れるバランスボードに乗ってもらい、好きなことを考えているときとストレスになるような状況を考えているときとで、身体の状態が違うかどうか聞きました。するとA君は、考える内容が違うと、バランスが取れたり取れなかったりして、身体の状態が違うことに、即座に気づいてくれました。考える内容で身体の状態が違うことにすぐに気づけたので、A君には身体技法が有効に働くだろうと推測できました。

A君は、「夜は寝ているが眠りが浅い」と言ったので、イメージの中でエネルギーを循環させる方法で、足裏から左右それぞれの肩の真ん中までエネルギーを汲み上げるという気功の初歩の練習や、ブレインジムではエナジー・ファウンテン（ヴィジョンサークルの講習会に参加すると習得可能）と呼ばれる動きとよく似た方法を教えました。

まず、両足を広げて楽な姿勢で立ちます。息を吸いながら、左右の足の裏を通して地球の大地からエネルギーをもらうことをイメージします。さらに、息を吸いながら、そのエネルギーを頭の上まで汲み上げることをイメージします。エネルギーが頭頂まで行ったら、今度は息を吐きながら、そのエネルギーが頭頂からシャワーのように噴出して、自分のペリ・パーソナル・スペース（腕が届く範囲の、目に見えない球体の空間体積）を満たしていくのを感じます。大地からもらうエネルギーに、自分の好きな色や元気になれる色をつけてイメージしたり、呼気に色をつけて、光と共に吸うことをイメージしたりするのも、気持ちのよいものです。息を吐くときに、肩の重さを下ろし、リラックスしていきます。以上のことを続けていくと、自分のからだの重さを足の裏にしっかりと感じられるようになります。もし、体内に痛みや凝りがあるならば、大地からもらったエネルギーと共に、その痛みや凝りを頭頂から外に出すように、イメージします。これらのことを繰り返します。

母親と一緒にこの動きをやってもらうと、A君は「なんか少し楽になった」と言って、大きなあくびをしました。気になっていることを話して、自分のことをわかってもらえて安心したのか、TFTや上記の動きで楽になったのか、次に、「勉強がよくできるようになりたい」という目的が出てきました。

A君は、「一番得意な数学で、方程式をすぐ解けるようになりたい。ちょっとヒントをもらえれば、すぐ解けるのだけれど……」と言ったので、方程式を解いているイメージをしてもらいました。すると、A君は、「頭がゴチャゴチャになる。どう解いたらいいのかと頭がストップする」と言うので、PACE（82頁）をしてもらったところ、A君は、落ち着いて考えられる感じになりました。時間がなかったので、それに加えて、短時間で処理できるTFTをしてもらいました。もう一度、方程式を解いているところをイメージしてもらうと、「できるような感じがする」と変化しました。A君の身体が、エネルギーを循環させるイメージを伴う動作を、朝、夕、寝る前に三回行ない、これを二週間続けること、というサインを出したので、それを続けるように、A君にお願いしました。

ブレインジムで自分の課題に気づきはじめる

二回目の来院では、まず、みんなでPACEをしました。エネルギーを循環させるイメージを伴う動作を気に入ったA君は、毎日続けてその動きをしました。そうすると、気持ちがよくなって夜によく眠れるようになったそうです。A君は、「高校進学を希望しているけど、今のままだとテストの点が上がらないので厳しい。一番得意なのは数学。でもテストに集中できないし、計算ミスをなくしたい」と話しました。書くのが遅くてノートがとれない、本の内容が頭に入ってこないなど、A君の課題はたくさんありましたが、「少しでも得意だと思うもの、ほんの少しだけ頑張ればできると思うことからやってみよう」とアイデアを出し、目標を聞くと、A君は「数学のテストに集中して正確に計算できること」をあげました。

事前チェックとして、A君に計算テストをしてもらうと、「素早くできなかった、一問に時間がかかりすぎる、からだ全体が固い。これでいいのかと思う。呼吸していなかったかもしれない。瞬きもしていなかった」と、自分について振り返ることができました。そこでA君に、伸びをしたり膝を曲げて座ったりして、上下に身体を動かしてもらいました。膝を曲げて座ろうとする動きのときに、A君はフラフラして座ることができませんでした。

体幹をしっかりさせる動きとして、まずDLR（デニソン左右再パターン化というアクション・バランス。ブレインジム101で習得可能）をしました。

続けて、フック・アップ（91頁）、ポジティブ・ポイント（141頁）、シンキング・キャップ（144頁）、エナジー・ヨーン（143頁）、水飲み（82頁）、アース・ボタン（139頁）、スペース・ボタン（141頁）をしました。

以上の動きを一通りした後、事後チェックをしました。はじめにした上下の動きをすると、膝を曲げて座れるようになっていました。計算テストをすると、はじめより集中して落ち着いてできました。計算スピードはまだ遅いけれども、気持ちが落ち着くとスピードがあがることにA君は気づけました。A君が気に入ったのは、フック・アップとポジティブ・ポイント、エナジー・ヨーンでした。

A君は二〇分までなら集中できるというので、一度に集中して勉強するのは二〇分でよいこと、遊んだり他のことをしたりして身体を動かしてから、また二〇分集中して勉強すればよく、それを三回すれば一時間勉強したことになると、助言しました。

隠されていた感情を処理する

三回目の面接でA君は、「本当は高校には行かなくていい。将来、何でもいいから動く物作りをする職人になりたい」と教えてくれました。また、「辛いことを我慢できるのは、自分が楽しいと思えることをしているから」と、A君の信念のようなものについても話してくれたので、私はその信念を支持し、楽しいことについても聞きました。しかし一方で、「周囲は高校に行けと言うので、テストの点を上げる必要がある。解答用紙と問題用紙が違うので、写し間違いをしないこと、慎重に写すことが大切」と、現実社会に生きる自分もしっかりと自覚できていました。

そこで、数学テストで「慎重に解答用紙に写すこと」が目標になりました。制限時間内に慎重に数字を1から順に探していく数字探しテストを、母と二人でしてもらいました。母はすべて見つけられたのに、A君は途中までしか見つけられませんでした。悔しがるA君に、ブレインジム101で習うより上級の技法であるインデプス（63頁）を施しました。インデプスをすると、身体からさまざまな情報を受け取ることができます。A君の身体情報から、親しい人の死が疑われました。

聞いてみると、小学校二年生の頃亡くなった母方の祖父への喪の作業が出てきました。「祖父にはすごく可愛がってもらった。亡くなった後一カ月くらい、一人で仏壇の前でふとんを敷いて寝ていた。祖父は胃が痛くなったので病院に行った。消化器が悪かったのではなくて心臓が悪く、精密検査が必要と言われて待っているうちに、数時間であっというまに亡くなった。学校から帰ったときには、朝は元気だったおじいちゃんは、すでに亡くなっていた」と語るA君の話をしっかりと聞き、A君の気持ちを受け止めながら、祖父の喪の作業についての動揺を処理しました。

次に、二歳頃に無認可保育所に通っていたときの感情の処理も必要でした。もちろん、A君は覚えていませんでした。「その頃どこに住んでいたの?」とか、「写真は残っている?」などと聞きながら、何となく二歳の頃に戻ってもらいました。そうやって、フック・アップやポジティブ・ポイントを含めたインデプスの技術を使って、さまざまな一連の作業をしました。その後、1から数字を見つけるテストをすると、A君は制限時間内に全部できて時間が余りました。はじめにすべて見つけられた母親は、最後の一つに印をつけられなかったので、A君がいかに落ち着いてテストを受けることができたかわかります。落ち着くことができたので、A君の目と手は、しっかりと数字を捉えることができたのです。

A君は、「小学校高学年の記憶がとぎれていたのが、最近やっとボツボツと話せるようになってきた」と話してくれたので、「だから、勉強もそこでとぎれていて当然だよね。だから、能力がないからできないのではないよね。そのように決めつけないでね」と伝えると、嬉しそうな顔をして頷きました。どんなブレインジムがしたいか、写真を見て選んでもらいました。A君は、ダブル・ドゥードゥル(148頁)を選んだので母親と一緒に楽しんでやってもらいました。A君は左利きであることが判明し、左右対称に線が描けないこともわかりました。その他、レイジー・エイト(147頁)とアーム・アクティベーション(148頁)もしました。

母親の不安を思いやっていたA君

四回目の来院のとき、母親によると、「Aは、ここに来るのが楽しいから来ていると思う」とのことでした。母親から見てA君の状態は、「いく分いいように思う。言われなくても自分で宿題をするようになった」そうです。しかし、「家の何でもないところで躓《つまづ》くので、しっかりと下を見てほしい」と、勉強以外の課題を出されました。眼科医にも、「見えるけど、A君は見ようとしていないのではないか」と言われたそうです。A君自身は、「自分の足先をよくぶつけるので、自分の身体をどう動かしているか意識できたらいい。リラックスできて楽しければいい」と言っています。

視野を広げることを目指して、固有受容覚（66頁）をしっかりとさせ、自分の身体をどう動かしているか、身体感覚を脳にきちんと覚えこませるためのワークに、A君と取り組みました。A君が選んだ、カーフ・ポンプ（145頁）、ブレイン・ボタン（86頁）、シンキング・キャップ（144頁）、ポジティブ・ポイント（141頁）、レイジー・エイト（147頁）、エレファント（148頁）、ベリー・ブリージング（102頁）と、横になってネック・ロール（145頁）を行なって楽しみました。ブレインジムでもいいしブレインジムでなくてもいいので、日々身体をしっかりと動かすように伝えました。母親がそっとふすまを開けてA君の部屋の中を覗くと、A君は窓に向かって、行なうのが難しいと感じたレイジー・エイトをしていたそうです。

公立高校に合格！

この最終回の一カ月後、A君から、校内一斉テストで受けた数学のテスト用紙が送られてきました。なんと九二点も取れていました。それに同封されていた英語のテストも八四点と、これまでになく頑張ることができたようです。

A君は公立高校に合格しました。お母さんも涙を流して先生たちと喜び合いました。筆者も連絡を受けてとても嬉しかったです。後でお母さんから聞いた話ですが、A君はお母さんに、「どうして高校に行かないといけないのか？」と聞きました。お母さんも、どう答えていいかわからなかったので、担任に連絡しました。すると先生はA君に、「先生もわからない。だけどこのクラスで就職したい奴は一人もいない。みんながそうするように、とりあえずおまえも高校に行ってみないか。将来どうするかは、高校に行ってから考えてみても遅くはないんじゃないか」と話してくれたそうです。A君の自立への道は、こういう周囲からの支えの手がいくつも差し伸べられていたのです。

A君は、高校の友だちも、まあまあできました。高校の先生のお話は面白いそうです。記憶がないと言っていた以前のことを、少しは思い出して話せるようになりました。商いのために祖父母に連れられて行った出先の人たちがすごく可愛いがってくれたことを思い出して、商いを基本とするという具体的な将来像も出てきました。楽しい人たちと付き合うことのできる商売は楽しいということが、自分の根っこに存在していると気づきました。

母親からは、「Aが困ったことを具体的に話せるようになったことが一番の収穫でした。Aが高校に合格したときに、何より私の肩の荷が下りました」と聞きました。A君が改善したい最優先課題は、「自分の考えを上手く外に向けて表現できること」で、具体的には「クラスで休み時間に友だちと話ができること」でした。結果として、A君は、母親から見ても自分のことを対外的に表現できるようになり、学校こそ違え「友だちができた」と言えるように変わっていました。

A君にコミュニケーション上の問題がなくなったのかどうかは、わかりません。今後も苦しい体験はあるかもしれません。しかし、子ども時代でのそのような失敗は、大人になるための練習とも言えます。A君の持ち前の素直さと前向きなひたむきさで、周囲の人からの支えを頼りにしながら、今回の体験によって、〝こんな自分でいいんだ〟と開き直ればいいし、〝楽しいことをすることで苦しさは乗り越えられる〟という信念に磨きがかかり、〝苦しさは乗り越えることもできるんだ〟と、身体で理解してくれたと思っています。

2　三〇歳代　女性
会社員Bさんの事例

キーワード
［うつ状態　パワー・ハラスメント
職場不適応　アダルト・チャイルド
親族の自死　複雑性悲嘆］

Bさんの悩みと経過

うつ状態という診断で、筆者の勤める診療所の医師による数回の診察を経て、ブレインジムを使った面接をしてほしいと依頼がありました。医師からは、「B

さんは、ある程度自分の過去の振り返りができて、状態も安定してきた。身体への関心が高いから、ブレインジムは合うと思う。生まれ育った家族内の課題が、まだ残っているので、自分の生きてきた道を見直し、ブレインジムで自己調整の方法を習得することで、自信を持ち自我を強くして、うつの再発を防ぎ、自分の人生を生きることに前向きになれるのではないか」と紹介されました。少量の抗うつ剤を数カ月服薬後、処方中止となっていました。

初回の面接時、Bさんは、「私は相手や他人の言うことをマイナスに捉えてしまう。自分にまったく自信がない。自分が駄目だからこうなる」と訴えました。具体的な状況について聞くと、「職場にすごく仕事のできる男性の先輩がいる。その人の助言が自分に対してきつい。否定されることが多い」と話し、職場不適応の状態になっていることがわかりました。「自分に自信を持ちたい。職場で、他の人に認められると自信がつく。特にその人から、『仕事はできているよ、いいじゃない』と言われるといいのですが……」ということでした。ブレインジムのバランスをとるためには、具体的な目標が必要です。「そういうふうになれるためには、どういうことが必要でしょうか?」とBさんに聞くと、「自分の知識がまだまだなので、知識を得ることが大切。自分で勉強するしかない。それに加えて、自分の考えをもじもじせず委縮しないで自信を持って言うこと」と、優等生的な答えを出しました。

余談ですが、このときはブレインジムを依頼されたので、Bさんのバランスをとることを念頭において、具体的な目標を探す質問をしました。ただし、「そうなるためには何が必要ですか?」という質問の仕方だと、その人を問い詰めてしまうこともあるので注意が必要です。もっと大事なのは、〝解決したら、あなたはどうなっていますか? 何をしていますか? そのイメージ通りになったら、今のあなたとどう違いますか?〟という解決構築に向けた質問です。ブレインジムでは、バランスをとる動きをする前に、バランスがとれたときの状況をイメージしたり、ロールプレイをしたりして、動きをした後の自分と比べて、気づきを引き出します。たとえロールプレイとは言え、〃バランスのとれた状況になると、どのような自分に変化しているか〃を体現することができます。解決構築したときの自分自身を体験できること、そのための気づきを得るプロセスであること、これらがブレインジムでバランスをとる醍醐味でもあります。

仕事の状況とBさんの思いとの食い違い

Bさんは、「もともと学生の頃から、人との討論は苦手だった。仕事でやりとりする場面が増えた頃から、萎縮して自分の考えを話せなくなってきた」とのことでした。問題となる場面を考えたときの身体状況について聞きますと、「緊張感がある。ほめられたい、認められたいと考える。胸のあたりがキューッとなって動悸がする。呼吸がしにくい。頭の中で考えが動かなくなり、脳みそが固くなる感じ。緊張感を心の目で見ると、暗いグレー。モヤモヤしている。重い感じ。それをはじめて感じたのは、去年の春先で、まだ小さかった」と、Bさんは話してくれました。それで、春先に、現在の状況に繋がる何らかのストレスがあったのかなと、想像しました。また、たくさんの身体状況への気づきを話すことができたので、医師の言う通り、Bさんにはブレインジムが合うだろうと思えました。そこで、TFT（41頁）を施すと、とりあえず、Bさんの緊張感が抜けました。このようにして、辛い状況を思い出したときの身体の不安や緊張を低下させてリラックスした結果、Bさんは具体的な状況について、次のように話しはじめました。

「現在の部署に来てしばらくして、先輩に『あなたには力がない。後輩の指導は無理だ』と言われた。自分よりもミスをする人がいた頃には、自分は目立たず助かっていた。現在の部署のメンバーはみんな優秀で、自分が一番駄目に思えた。年度前の仕事の引き継ぎを適切にできず、その場しのぎで仕事をして、一年を通してのスケジュールを立てられなかったことが、上手く仕事ができなかった原因だった」と、話してくれました。Bさんは、はじめに訴えた通り、〃先輩は自分のために厳しく指導してくれている。自分が駄目だから仕事ができない。仕事ができない自分が悪い〞と、すべての原因を自分に帰しました。とりあえず、「一年を通してのスケジュールを立てること」を目標にして、ブレインジム・バランスをとると、終了後、「頭がすっきりしてスラスラとスケジュールを立てることができる」と答えました。一見、はじめの小さな一歩としての目標が達成され、Bさんの状態はよくなったように思えました。

筆者には、Bさんからの情報しかないので、Bさんの能力が低いから仕事ができないということが、事実かどうか知る由もありませんでしたが、Bさんの話から滲み出る感じでは、先輩がBさんを心から成長させようとした関わりを持っているとは到底思えず、筆者の中に湧いてきたイメージは、先輩から意地悪されているBさんの姿でした。そのため、Bさん自身が自分を改善させようといくら頑張っても、限界があるのではないかと感じました。しかし、Bさんが「先輩は、ふがいない自分をなんとかしてくれようとしているし、自分の駄目な部分を改善することで問題解決に繋げられる」と訴えました。Bさんの訴えと筆者が受ける感じとは、まったく食い違っていました。そのため、Bさんの言葉通りの目標を掲げて、ブレインジム・バランスを施しても、上手くいかないのではないかと思っていました。

まず父親の〝喪の作業〞に取り組む

次に来院されたとき、Bさんは、「職場で頭がモヤモヤするときに、TFTやブレインジムをしてみたが、効果は長続きしなかった」と言われました。現実の場面で効果が得られないのは、個人的な資質の問題ばかりではなく、やはりそれを超えた不適応を引き起こす状況が続いているため、ストレスが持続しているのではないかと考えられました。このような場合は、クライエントの話をよく聴いたうえで、状況を調整することが必要ですが、Bさんは、自分の性格や能力に問題があると思い込んでいたので、変化を引き出すのに時間がかかりました。

「今の状況のように、よくできる人がいて自分がかなわないと思った体験が、これまでありましたか?」と聞くと、Bさんは即座に、「父だと思う」と答え、次のように話してくれました。「子どもの頃から、父は家庭でお酒を飲んで暴れた。私の学費が酒代になるので、父母の間で喧嘩が絶えなかった。父がお酒を飲んで暴れるのを、私は止めることができなかった。それでも、私は、父を尊敬している。だから、ずっと自分が悪いと思っていた。その父は自死した。自分が父の側にいれば、父はこのようにならなかったと思い、いまだに自分を責めている。自分が悪いと思いたくないけれども、自分が悪いと感じる」。Bさんは、「自死」という言葉をすぐに口に出せず、言葉を詰まらせながら話してくれました。しかし、Bさんは、落ち込んでいるばかりではなく、「人の心や身体についての勉強をしたいと思ったのは、そういう状況にある子どもに『あなたは悪くない』と言ってあげたいから」と言いました。自分の気持ちを何とか立て直そうという考えも持っていたので、Bさんに立ち直る力があることを信じることができました。職場に適応するためのブレインジム・バランスを行なう前に、筆者はBさんの父親の「喪の作業」をする必要を感じ、テーマをいったん「父」に移すことをBさんと話し合い、Bさんも同意してくれました。

そこで、Bさんの父親の生い立ちや、亡くなるまでの経過と、そのときのBさんの感情や行動、考えについて、Bさんに聞きました。Bさんは、「父のことをわかってあげられなかった、マイナスな行動に向かうのを止められなかった」という後悔と共に、「なんでそういうことをしたのか、それが現実ではなくて嘘だったらいい」などと、父親が亡くなってすでに一〇年以上経過しているにもかかわらず、まるでつい最近の出来事のように語りました。Bさんの話の一部は、実際、自分が見た話か、人から聞いた話か、わからなくなっていました。Bさんは、次のように話してくれました。

「父の実家は貧しく、父は進学を断念した。学歴がない中で一生懸命働いて私を学校に行かせてくれた。ただ、大酒のみで喧嘩っ早かった。教育費を巡って母との度重なる喧嘩があり、小学生の頃から自分がその喧嘩を止めに入った。暴力を振われる母を逃がして、父を説得した。怖かった。父は優しい言葉が言えない人で、私にも厳しかった。母からは『おまえがいたから離婚しなかった』と言われ、母が父の暴力から守ってくれたと思う半面、自分がいなかったら母の人生は違っていたろうと思っていた。そんな家庭でも、幼稚園を卒業するくらいまでは、一家団らんがあった。父も交えてトランプなどに興じたこともある。父の農作業を手伝ったり、父のトラックに乗って仕事について行ったりするのも楽しみにしていた。自分には二面性がある。苦しくとも歯をくいしばって頑張っていた家庭での自分と、何事もないように明るく振る舞っていた学校での自分。誰もこんな私に気づかなかった。中学卒業時、お金のかからない医療関係の専門コースのある高校に行きたいと思い、先生に相談に行った。『まず高校の普通科に行ってみて、それでも専門コースに行きたかったら行けばいいのではないか』と、先生が親を説得してくれた。それで高校を出て大学進学ができた。高校時の友人とは今でも仲よく付き合っているので、心からそうしてよかったと思う」。

Bさんはずっと泣きながら話し続けました。言葉が出なくなるたびに、TFTを施しました。Bさんには、楽しかった頃をイメージしてもらい、そのイメージの中で、父親との対話をしてもらいました。イメージの中で田んぼにいる父親に「おまえのことは、本当にかわいかったよ」と言ってもらって安心できると、Bさんは頭がすっきりしました。こうしてBさんの中のポジティブな内なる父親像を確認し、父親の死のときに生じた小さなわだかまりや認知の歪みを是正して喪の作業を終えると、Bさんは父親のことを振り返っても、これまでのように身体から込み上げてくるものがなくなり、楽になりました。

職場の問題の核心になかなか迫れない

そして、本来の職場のテーマに戻りました。

先輩に「仕事がまとまっていない、遅い」と言われて落ち込むことを思い起こしながら、PACE（82頁）

をしてみると、少し落ち着きました。人の話に集中できると、ドキドキしないことに気づきました。仕事の準備について怖くて先輩に聞けないときには、「先輩に堂々と自分の意見を言う」という目標を立てて、エレファント（148頁）、アーム・アクティベーション（148頁）、ポジティブ・ポイント（141頁）を行ないました。はじめは目標が高すぎるのではないかと心配でしたが、それでも、ロールプレイ（各々の役割を想定して演技すること）を繰り返しながらブレインジムをしたことがよかったのか、「実際に職場で先輩と話したときに、怒られるのではないかとドキドキしたけど、いくつか意見を言えて採用してもらえました」というよい結果も聞けました。ブレインジムは目標に対して役立ったようですが、達成感を得られた瞬間に、先輩から否定的な言葉をかけられたので、「自分では何も変わったようには思えない」と、自己評価は依然として低いままでした。その理由は、筆者が直感として感じたような先輩からのパワー・ハラスメント（以下、パワハラ）に通じるものではないかと思えました。Bさんは、現在の部署に来る前は孤立してなくて、友人に仕事について話すこともでき、趣味も楽しむことができていました。今いる部署では助けてくれる人がいなくて、クヨクヨしていない自分をイメージできなくなっていました。自分を変えるだけでよくなる問題でもないことを理解してもらいたいと思いましたが、Bさんは「先輩は怖いけど嫌な人だとは思いたくない」という発言を繰り返し、「自分にはいつもいい子でいたいところがある」と自分を振り返りました。

職場の先輩への恐怖感に立ち向かう

Bさんは、この後、カウンセリングを二カ月休みました。職場の上司に「仕事を休んだほうがよいのではないか」と言われて、上司と共に、休むための診断書をもらいに来院したときに、医師からカウンセリングをきちんと受けるように言われて、私のところに再びやって来ました。仕事を休むことや上司と来院することなどを、筆者はBさんからまったく知らされていなかったので、カウンセリングへのBさんの評価が低いことを痛感しました。父親に対する感情への対処は概ねすんで、他にはプライベートで恐怖感を持つほどの体験は聞かれなかったにもかかわらず、職場の先輩への恐怖感は続いていたので、パワハラを受けているような状況だという自覚を持たないと、治療はできないと考えました。職場の上司にとって都合のいい状況を、Bさんが無意識に作り出していることで、パワハラのような状況になっている可能性もあり、その土台となっているものは何かを考えてもらう必要を痛感しました。Bさんの中で、支配―被支配、医師―カウンセラー、男性―女性などの力関係への偏見が大きく働いていることを指摘し、カウンセリングに何を求めて来ているのかを問いました。「自分が駄目だ」とばかり言っていると、周りはその通りに扱うようになることを自覚すること、パワハラのような状態になっていった状況について、よく考えてみることを伝えました。

Bさんは、次に来院したときには、「よく考えたうえで、やはり、四月から職場に復帰したい」と治療意欲を見せ、毎週カウンセリングに来るようになりました。そこではじめに取り組んだのが、先輩への恐怖感の処理でした。ここにいたってようやく、Bさんは、先輩から受けた過去の恐怖体験を語ることができました。Bさんの話は、次のようなものでした。

「一五、六年前の雪が降っている日だった。職場で時間外の仕事をしていたときに、先輩はお酒の席の会合の帰りに、酔っぱらったまま職場に立ち寄っておしゃべりをしていた。そのおしゃべりに何気なく口を挟むと、先輩の目つきが変わった。いきなり手首をギュッとつかまれ、そのまま、雪の降り積もる外に放り出された。しばらく、そのまま外にいてボーッとしていたが、どうしようもないので、席に戻った。すごく怖かった。そのとき何を言われたか、その後をどう過ごしたかしっかりとは思いだせない。そこにいた人に『どうしたらいいんでしょうか』と話すと、『明日謝るか』と言われ、翌日、自分のほうから謝った。そのとき以来、先輩の前に行くと身体が強張るようになった。今よく思い出して、その状況について考えてみると、自分はまったく悪いことを言った訳ではなく、何人もの職員がいる前でそのようなことをされたのは、屈辱を与えられたのも同然で、自分だけが謝ることは妥当ではなかった」と話してくれました。自分が駄目だから仕事ができないという考え方があまりに強くて、先輩から受けた恐怖体験と今の状況が結びついていなかったのです。TFTを施した後、今はそのときのことを思い出しても大丈夫になりました。しかし、恐怖感は命を守るための危険信号でもあるので、先輩は怖い人だという認識を処理することは困難でした。

数年前に、その先輩がいる課に、Bさんは異動になったのでした。過去の体験と今の状況がやっと結びついて、Bさんは心の内を吐露していいと思えるようになったせいか、ずっと心の底に秘めていた思いを、Bさんは次のように語りはじめました。

「事あるごとに、先輩から侮蔑的な言葉をかけられて自尊心を失ってきた。先輩からは冗談のように、何度も『おまえは辞めたほうがいい』と言われ、なんで自分だけこんなふうに言われないといけないのかと思っていた。他の人に相談しても、『先輩の愛情の裏返しだ』などと言われたので、自分も『そうだ』と思い込もうとしていた。でも、よく思い出してみると、先輩のいる職場に異動になってから、ずっと嫌味を言われていた気がする。さらに思い出してみると、自分と入れ替わりに他課に異動した同僚が、自分と同じように先輩に嫌味を言われていた。同僚への嫌味を聞くたびに、Bさんは自分にかけられている言葉のように感じて怖かった。その人が叱られているのを見たり聞いたりするたびに、ものすごく緊張をしてきた。その人は別の部署に異動した後は、生き生きしていたことを思い出した。もし自分も異動できたら、ホッとして、もう少し仕事に専念できると思う。いつも怒られるのではないかという恐怖感が強く、自分は駄目だという回路から抜け出せない悪循環に陥っていた。先輩が会社を辞めるまで、黙って耐えて波風立てないことが、職場にいられる唯一の方法だと思ってきた」と、Bさんはようやく現実を振り返ることができました。

後に、Bさんは、「この日、帰宅後、頭が活性化して嫌なことを次々と思い出した。我ながらそれに驚いた。いつも自分が悪いということですべてすませてきたのがよくわかった。つくづくそのような癖を直したいと思った」と、語ってくれました。

この時点で、「恐怖感は妥当な感情に変化しているか」「Bさんの人生における信念体系が思考の歪みがないシンプルなものになっているか」「自分に対する肯定的認知が獲得されているか」などを確認することと、Bさんの状況を気持ちと身体感覚が一致した一つの物語として自分の言葉で語ることができるように、未来の状況に向かってエンパワーメントする（勇気づけて力を湧き出させる）ことなどを目的に、EMDR（眼球運動による脱感作と再処理法。41頁）という技法を用いました。EMDRは非常に強力な技法です。これまでに行なってきたブレインジムなどが安全な下地となって、円滑にEMDRを施すことができ、残っていた恐怖感などを適正に処理することができました。

ブレインジムの真価を発揮

さて、これまでもPACE（82頁）やその他のブレインジムの動きを使ってきましたが、ここからがブレインジムの出番であり、その真価を発揮することになります。

「プライベートと職場の時間を分けて使うには、どのような時間の使い方をするか」「仕事のストレス処理とリラックスのやり方としてどのような動きをするとよいか」「異動を考慮してくれるという人事部の面接で落ち着いて質問に答えるにはどうすればよいか」などを目標にして、自分に必要なブレインジムを続けました。そして、実際の面接では、やはりドキドキはしたけれども、話したいことは話せました。ブレインジム101のワークショップにも参加しました。その後も、「一つひとつの仕事に集中する」「リラックスして人に質問する」などの目標を掲げて、必要なブレインジムの動きを続けました。（PACE以外に施行頻度の多かったブレインジムは、グラビティ・グライダー〈148頁〉、ポジティブ・ポイント〈141頁〉、アーム・アクティベーション〈148頁〉、ダブル・ドゥードゥル〈148頁〉でした）。

Bさんの目標は、「今している仕事がすべてではなく、働きながら本当にしたいことをはっきりさせたい」と変化し、恥ずかしいのでこれまで言えなかった未来の夢をはじめて語ることができるようになりました。そして、職場での配置換えをしてもらいたいという願いが叶って、楽に職場に通勤できるようになりました。

職場に復帰してから、完了していない仕事のことで、先輩に大声で名前を呼ばれました。するとまた、仕事に集中できなくなりました。しかし、そのときは、そのままトイレに行って、ＰＡＣＥやグラビティ・グライダーをしました。すると、前よりずっと早く落ち着けました。そうして、そのようなときには、必ずと言っていいほど、何をしていたか、記憶が飛んでいたことに気づきました。そんなときは、ＰＡＣＥなどをして自分に戻ればいいのだとわかって、気が楽になりました。それでも、前よりよくなった自分を駄目であるかのように感じるときもありました。そんなときでも、必死でブレインジムをしたり、ＴＦＴ（41頁）で人さし指をタップしたり、圧痛領域をさすったりしながら、「変われてよかったんだ」と自分に言い聞かせるようにしています。

「私は私でいいんだ」と思えるようになったBさん

以下はBさんの振り返りです。

「立ち直るきっかけとなった面接での最大の場面は、父のことである。父が亡くなったときは、忌引きだけ休んで、仕事もできていたので、それが、今回の自分にこれほど影響を与えているとは思わなかった。父がいなくなって、どうやって父との関係を立ち直らせようかと思っていた。日記をつけていたけれど、根本が解決できなかった。父のことを拒否するしかないと思っていた。でも、それを現実に起こった事実だと受け止めることができた。父との関係は引きずらなくていいと言ってもらったときのタイミングがよかった。おかげで、自分の中で区切りをつけていいと思えた。止まったのではなく区切ることができた。よくない出来事を駄目なこととして区切ったのではなくて、現実に、ただそこにあったこととして区切ることができると認識できたことが、すごく大きかった。

今回、職場のことで悪くなった状態に対して、ブレインジムをするたびに、自分の自信のなさ、駄目だなと思うところを、立ち直らせる方向に変わっていけた。今までは自分のやっていることを、人の言葉でしか評価できなかった。相手が認めてくれる言葉がなくなると、『私が駄目だからこうなるんだ』といちいち奈落の底まで落ちて、進歩のない生き方をしていて、それがさらに自信を砕かせた。勉強を頑張っても達成感がなかった。

最近は落ち込んでも少しだけで止まる。踏ん張って、ちゃんと前を向いて進んでいける気がする。自信の持ち方がわかってきた。ここ五年くらい自分を繕っていたが、『私は私でいいんだ』と思えたのがすごく嬉しかった。生き方そのものが変わった気がする。どしっとした安堵感、穏やか。こんなこと今までなかった。小さい頃から、何か違和感があった。中学になってからその状態は、『不安』だとわかるようになった。自分が予期しないことが起きると、いつもパニックになっていた。友だちは平然としていたので、動じないで冷静でいることを目標にしたいと思っていた。就職して一番はじめに、自分の判断でものを進めるのが下手だということがわかった。過去をいろいろ振り返っては、落ち着きがなくなり、いい判断ができず、ミスが多かった。頑張っているのに認められない、役に立てないと思っていた。もともと感想文や文章構成が苦手。まとめるのが苦手だった。

はじめはブレインジムは悩み解決の方法だと思っていた。少しずつ自分の中に眠っている力をのばす手助けになるということがわかってきた。

自分がいなくなっていた。皮だけ、うつわだけ、中身のない感じだった。『生きてるなー』という感じが戻ってきた。三〇代で『私の人生ってなんだろう、よく生きてたよね』という冷たい見方をしてしまっていた。生きていく自信もないし、でも死ぬつもりもなく、『なんで生きてこれたんだろう』と上辺だけで生きていた。

今は下のほうにドッシリとした感触があって、中身が詰まってきた感じがある。『私は自分のことを認めていいんだよ』と、はじめて思えたような気がする。壊れないといいなと不安になるときはたまにあるけれど、今までとはまったく違う。

前は『笑ってみて』と言われても、頭の前、顔の前に何かが覆いかぶさっていた感じ。今はトイレに言って鏡を見て笑える。顔が緩んでいい感じで笑うことができる。出てくる言葉も違う。自分を卑下していた。自分のいいところを人に言えなかった。いいところを言うのが自慢ではなく、いい言葉で人に伝えられるようになったのは不思議な感じである。

当初、自分は終わりかなという気持ちだった。今は一日頑張るぞと、その日その日を頑張れる。去年は書く気がしなくて日記もまったく空欄だった。今また日記を書きはじめた。なんでこんなに変われるのか、書き残しておきたかった。ここでもらった言葉を思い出して、咀嚼して書き残して、それに近づいていこうと思っている。

身体の調子も戻ってきた。これまで身体の調子の波が悪いときには、身体だけをよくすることを考えていた。悪いほうに考える癖については、気にかけたことがなかった。身体とメンタルなものとは、同時に大切なのだとよくわかった。目も違う。自分の目は生きていないという目だった。まだ弱いけど、あの頃より、周りを見ることができる。見ようとする努力をしている。見ているつもりだったけど、見ていなかった。色が違う。仕事でヘトヘトなのに、ブレインジム１０１に参加した後は、シャキッとして帰りの体調が違う。

趣味に対するやる気も違ってきた。どうやっていこうかなと、スケジュールを考えている。自分のよくなったところに目が向く。そこはすごく違う。どこがよくなったか、上手くいったのはどこかと考えている。自分の意見を言うときには、強圧的になる必要があると思っていた。権力がある人に、よく言えば波長合わせ、悪く言えば媚びるという態度を出していた。劇的な変化だと思う。これからも大変なことはたくさんあるかもしれないけれど、この体験はすごく自分に力をくれた。」

3　ブレインジムの感想

ブレインジムを体験したクライエントの感想

▼自分の状態に目が向くようになり、自分がどのような状態か意識できるようになった。例えば、緊張や疲れで身体が冷たくなる感じなど、身体の不調がよくわかるようになった。身体の調子に気づくようになると不安が少なくなった。不調のときには意識的に呼吸したり、自分が習った動きをしたりする。すると、訳がわからなくなる感じが、よくなる。体調が崩れても自分で対処できる方法を持てて改善できることは、自信に繋がった。

▼人にものを頼まれると嫌と言えなかった。身体の調子に気づけるようになると、身体の状態や自分の能力に合わせて断わることができるようになった。過去のことは過去のことと思えるようになった。前の自分を嫌だと感じる感情を引きずらなくなった。一番大事なことにふたをしていたが、悩みにきちんと向き合え、筋道を立てて考えられるようになった。「しなければならない」から、「できることをしよう」と力を抜いて生活できるようになった。

▼二つ以上のことから一つを選択するのに時間がかかっていたが、自分を信じてどちらかを速やかに選べるようになった。無駄な動きがわかり、腰痛が軽くなって寝つきがよくなった。

▼薬を飲んでいたときには、不安を軽減してくれるのはいいが、ポワンとなって昼間寝てしまうし、将来、子どもを産むことを考えると、服薬は続けたくなかった。本に書いてある離脱症状を読むと、薬を止めることが怖くなり、不安が強くなって止める決心がつかなかった。身体の作業をすることで楽に薬を止められると聞いて、信じて行なうと、楽に止められたので本当によかったと思う。

ブレインジムを経験した医療スタッフの感想

▼言葉だけで相手を満足させるのはきつい。身体技法を習得して楽になったが、ブレインジムを習ってさらに繰り出せる手立てを持って、いつでも使えると思うと、気持ちを楽にして面接に臨めるようになった。

▼身体を介して支援者としての自分の内面に触れられるので安心する。からだはうそをつけないので、自分の感情にふたすることなく、あるがままの内面に触れ自分に正直になれるので、前よりもっと自分に向き合いやすくなった。

▼背中がすごく丸い、知的障害でリストカットする三〇歳代の入院患者さんと、一年間ブレインジムの動きを一緒に続けた。その患者さんは、背筋が伸びて、最近の数カ月はトイレにこもらず、リストカットもせず、落ち着いている。落ち着いているので、退院を考えられるようになった。

（五十嵐郁代）

第五章　ブレインジムの効果をあげるポイント

1　ブレインジムの効果が出る理由、出ない理由

子どものブレインジム

ブレインジム101は、子どもにもできるように大変シンプルに作られています。子どもは、脳内の神経ネットワークが、大人よりもずっとシンプルだと考えられるので、子どもを取り巻く状況があまり複雑でなければ、短時間で目標を達成することができます。小さな目標を積み重ねていくことで、自信がついていきます。家族のこと以外で、子どもの心に負担があるようなときには、家族によって子どもを支える環境が整っていると、家族も一生懸命ブレインジムに取り組んでくれますので、大変少ない回数で、治療（支援）が終結します。

家族内のストレスが子どもに影響を及ぼしている場合は、養育者が自分のストレスを自覚してブレインジムに取り組むだけで、子どももよくなります。養育者が、「子どもに問題があるだけで、自分は関係ない、この子を何とかして」と頑固に言い、自分や家族の状

況について振り返ろうとしない場合は、時間がかかります。両親の不仲やその他の家の中の人間関係の悪化などの影響が、子どもに及んでいると疑われる場合、「子どもには何も話していない」と養育者は言うことがありますが、子どもの身体はそういうことにも敏感に反応しています。

家族内に潜んでいる緊張について、どのように言えば子どもの理解を得られるか、話すタイミングもよく考えて、子どもとも家の中で起きていることを話し合ってみると、子どもの緊張感は低下することもありますし、将来までストレスを引きずらないですみます。

養育者も一緒に楽しく動くと継続してブレインジムをすることができます。最近は身体を使った遊びを知らない養育者が増えています。養育者も子どもになったつもりで一緒に遊びを楽しむ余裕があるといいです。

また、診療所にいると、たまに、あちこちの相談機関に子どもを連れ回し、連れ回していることを秘密にして、治療の主導権を握ろうとしている養育者を見受けます。相談される側が、何が起こっているのか知らされないままでいると、治療や支援の方針がぐちゃぐちゃになって、支援側も子どもも混乱してしまうことがあります。養育者へのお願いとして、本当に信頼できる治療や支援機関を見つけたら、そこを中心にして支援の仕方についてよく話し合ってみましょう。しっかり傾聴してくれる相談機関はあるはずです。ブレインジムをするとき、ブレインジムのインストラクターは、支援する人の気持ちに沿おうとしながら、一緒に動きをしています。支援者が混乱すると、効果の出るものも出なくなります。

子どもが親にわかってもらえない気持ちを持ち続けているときや、学校や友人関係も含めた状況変化が得られないときは、ブレインジムでの改善は一過性で継続しないので、子どもは無力感に陥り、身体を使わなくなります。子どもに親の目標を達成させようとするときや、子ども自身の動きへの動機が低いとき、子どもがまったくやる気がないときにも、ブレインジムによって効果をあげようとするのは困難です。

養育者も支援者も、子どもとブレインジムをするときには、その子の得意なことや楽しめることを見つけて、それらを利用して信頼関係を築き、楽しく子どもと関わることが大事です。たくさん笑って、たくさんおしゃべりすると、養育者の考える目標を子どもが理解するようになり、養育者と子どもが同じ目標を目指せるようになるでしょう。

大人のブレインジム

人生は山あり谷ありです。子どもと違って、複雑な状況下にあったり、長く人生を重ねてきたりした大人では、ブレインジムを少しやったくらいで、すぐに効果のあるなしの判定ができるとは限りません。心からよくなりたいと願う人は、「すぐに期待した効果が出なくても、必ずもっとよくなるから」というこちらの励ます言葉に応えてくれるかのように、驚くほど熱心にブレインジムを継続してやってくれます。そのように、自分で努力して動こうとする人は、時間がかかってもかなりよくなります。考え方が前向きで、心から笑えて、一緒にいて気持ちのよい人に変化するので、周囲の人からも好感をもたれ、気にかけてもらえるようになり、自分の人生に喜びを見出すことができます。

たまに、辛い状況を乗り越えるためには、もっと辛いものにチャレンジして耐える練習が必要だという考え方の人がいます。しかし、楽しんでリラックスして取り組んだほうがよい結果が出ることは、すでにわかっています。ブレインジムは、無理やり頑張るという努力から、楽しんでリラックスして努力しようと思える状態へ、変化させてくれます。まずは、楽しく落ち着いて取り組んだときに、現実をよい方向に改善できたという実績を積み、自分の身体を信頼できるようになることが大切です。

心の病の治療は治療者の力が必要ですが、病気から快復しつつあるときには、自立する力を育む必要があります。治療者や周囲の力を借りながらも、自分らしく生きるための力が自分の中に内在していることに気づき、それをどのように活用するかが、心の不調の改善に大変大きな要素になってきます。

身体感覚の変化に気づくこと

身体の変化に気づきやすい人は、身体の作業が楽に行なえます。身体感覚の変化に気づけることは、ブレインジムの効果を出すのに大切なことです。診療所には、悩みにとらわれて行動量が減り、自分の身体に目を向けられなくなった人が大勢来院されます。もちろん身体感覚に鋭敏な人も来院されますが、第一章で書いたように、自分の身体に起きている状態と心の悩みが結びついていないことも多く、身体を活用して心の不調を改善する試みを理解できるまでに、非常に時間がかかることもあります。

また、カウンセリングを受けたいという理由で相談室を来訪する人は、問題解決の糸口を見つける手段として話をするという方法だけしか知らない場合が多いので、身体を動かす利点を説明してからはじめますが、動かしはじめるまでに時間がかかる場合もあります。

ブレインジムをはじめた頃には、まだ自分の小さな変化に気づけない人のほうが圧倒的に多数です。身体感覚が、不快から快へと変化すると気づけるようになると、気持ちの変化にも気づけるようになり、ほんの少しのよい状況変化にも気づけるようになっていきます。小さな変化を見つけること自体が喜びに繋がるので、ブレインジムを継続する動機を高めてくれます。身体に目を向けられない人には、ブレインジムなどの動きをゆっくりと導入していき、身体に目を向けてもらうことからはじめる必要があります。ゆっくり一つずつします。

自分の身体感覚も感情もわからず、首から上と下がまったく別物だと感じていた人がいました。一年以上かかりましたが、最近では、身体感覚を感じられるようになり、「この身体感覚は、こういう気持ちに繋がっているとわかるようになったことが大変嬉しい」と話してくれました。そういう人は身体の感じや気持ちを、自分の過去や今のストレスフルなエピソードにきちんと結びつけて考えることができるようになっていくので、自己調整ができるようになり、辛くなったり落ち込んだりしても、以前よりずっと立ち直りが早くなります。悩みの言語表出が可能になり、未来に目を向けることができるので、ブレインジムが有効に働くようになります。

ブレインジムの動きをきちんとするときの注意点

ブレインジムの動きをきちんとすると、いい加減な動きをしたときよりも、思わぬ効力を示すことがあります。心の調子を取り戻すという意味では、それぞれの人の性格の問題もあって、いい加減がいいのか、きちんとするのがいいのかは、何とも言えません。ただ、いい加減にする動きでは、働きかけたい筋肉や部位に働きかけていないことがあります。また、ブレインジムは、姿勢の軸を改善したいという思惑がありますので、頭部とからだの軸を歪めたままで動きをしても、改善する方向にいかないこともあります。だから相談室では、はじめは自分なりの動きをしてもらっていますが、慣れてくると、無理のない範囲できちんとした動きをしてもらったほうが、よい方向に行くことが多いように感じます。きちんとフォームを直しながらブレインジムをやってもらうと、「今まで違うことしていました、これ効きますすね」という返事が返ってくることもよくあります。

しかし、目標によっては、継続して行なう必要があるので、自分なりの楽しい動きをするということが、改善するための最も大事な要素になるかもしれません。きっちりやる動きは、何をどう変えたいのか、自分の意図をボディ・イメージとして身体と脳により明確に教え込むことに意味があると考えています。やればやるほどボディ・イメージは明確になっていくので、はじめから気張る必要はありません。それを考えても、継続してブレインジムをできるような工夫が大事です。

ブレインジムで効果がでないとき、逆に不調になるときに考えられる原因

電気的エネルギーの流れがスムーズでない人は、それを修正してからでないと、ブレインジムの効果は出ないか、効果をあげるのに時間がかかります。ブレインジムでは、ＰＡＣＥ（82頁）や他のたくさんの動き

をすることで、ブレインジムに取り組む準備はできているので、大概は大丈夫です。万一、ブレインジムのバランスをとっている最中に、電気の流れがスムーズでなくなった場合、Xを見たり（96頁）、水の流れる経路を意識してもらいながら水を飲んだりするだけで、スムーズになることもあります。怪我や事故で身体が硬くなっている場合は、それを柔らかくするようなブレインジムをした後で、PACEに取り組みます。第一章で書いたような、尖ったものの上でバランスをとることに慣れている状態にあると思う人は、アース・ボタン（139頁）とスペース・ボタン（141頁）を、PACEと共に続けるとよいと思います。

エネルギーの流れを妨害する要因として、筋肉の緊張を引き起こしたり、持続させたりするものがあります。それは個別的なものなので、専門家に相談してみるのもいいでしょう。生活を見直して、五感からの刺激を少なくする環境作りをはじめましょう。

煙草・酒・コーヒーなどのカフェイン、砂糖などの嗜好品、小麦の摂り過ぎや、過量の処方薬、洗剤などの香り、家族の香水、家族のたばこのにおい、過剰な電磁波なども、人の身体のエネルギーの流れを阻害します。スマホや携帯電話を身体に、常に密着させていたり、パソコンから片時も離れなかったりするのは、注意を要します。裸の蛍光灯の真下で作業することも、できるだけ避けましょう。テレビの刺激的なニュースやその効果音、騒音、その他大きな音も、恐怖感を持ち続けている人にとっては、刺激が大きすぎる可能性があります。

思い当たることがある人や家族は、状況改善をはじめましょう。エネルギーの流れを妨害するものの摂取を、完全に止めることができなくても、取りすぎを防ぐと、少しでも改善することがあります。そうすると、それだけで身体の調子が違うのに気づけるようになるかもしれませんし、これまでブレインジムの動きやブレインジム以外の運動を続けているのに、なかなか効果を感じられなかった人も、身体を動かすことが楽になり、心も元気になれたように感じることができるようになります。エネルギーの流れを妨害するものの摂取を止めた効果は、声の張り、目力などで、周囲の人のほうが小さな変化を先に気づいてくれるかもしれません。このようなエネルギーをブロックされた状態は、心の不調の改善を妨害するばかりではなく、身体の病気や怪我の治療も妨害するので、誰でも気をつけてもらいたいことです。

身体技法を使ったサポートが難しい人

診療所などの専門機関でブレインジムを使って支援したいときに、身体を使った支援が難しい人はいます。言葉が先行して身体を動かさない人です。身体感覚が鈍い人は、身体に注意を払うことができません。しかし、治療意欲は高いので、ブレインジムを続けるうちに、身体に目が向くようになります。一方で、身体を動かさない人は、第一章で記述したように、認知行動療法のタイヤが一つ、まったく動いていない状態のままです（19頁）。他のタイヤを上手く回す必要が生じますので、身体技法中心の治療になると、そういう人たちは、改善をみるまでに時間がかかることが予測されます。当然、ブレインジムも自ら進んでしません。そのような場合は、してみようと思ってくれるまで待つ必要があります。

また、何よりも環境（家族・学校）調整が優先する人や、疾病利得（病気になったがために利益を得ること）がある人、誤解を恐れずに言えば、まるで苦悩そのものが人生だからと苦悩に留まっていたいかのように、生活を変えることを望まないように見える人などは、ブレインジムなどの身体技法を使って、いったん気持ちがよくなったように見えても効果が持続しないので、ブレインジムをやる気は失われます。

ブレインジムを含めた身体を使ったストレスケアの講義をするときに、どんなに説明しても身体を動かすことそのものを蔑視している人に出会うことがあります。このような人も、自分の身体を信じられるようになるまでに時間がかかるのだろうと思います。疾病利得とまでは言えないかもしれませんが、よくなったように見えると、周囲の人が自分を心配しなくなり、優しさが消え構ってもらえず見捨てられたように感じるとき、まだ身体がついていけないにもかかわらず、周囲の人から「早く働け」「早く学校に行け」など急き立てられるように言われて嫌になるとき、自分でもそうしなければいけないのはわかっているが、まったく自信がないときなど、病気であるほうが自分のことを理解してもらえる状態にあると、元気になろうという気持ちが萎えてしまうこともあります。場合によりますが、家族や周囲の人は、支援したい人をゆったりと見守る姿勢も必要です。

2　ブレインジムの効果をあげる助けになるもの

ブレインジムをするのに最適な環境

ハーバード・ベンソンは『リラクセーション反応』という本の中で、リラックス状態を獲得するための以下の四つの基本要素をあげました。①静かな環境にいる、②集中する対象を持つために、音、言葉、文、または祈りを無言または静かな声を出して繰り返してみる・または一つのものを一心に見つめてみる、③受身の態度でいる・その方法が上手くいくか心配せず雑念が起きても流れにまかせる、④楽な姿勢でいる。

ブレインジムをするときにも、安心して落ち着いていられる環境が望ましいのです。気持ちの安らぐ部屋、自然光のさす空間、気持ちが落ち着く音楽などなどです。ホッとする空間を確保することは、何より大事かもしれません。これがPACE（82頁）ができることに繋がります。集中する対象として、前向きで心から願う無理のない目標をしっかりと視覚的にイメージしてから、ブレインジムの動きをしましょう。そのイメージに音や匂いなどの感覚が加えられるならなおいいでしょう。言葉にした目標を、自分のために声に出してもいいかもしれません。

楽しい雰囲気を作る

楽しめるような雰囲気作りを心がけましょう。楽しい気持ちを持つことは、レジリエンス（回復力・危機耐性）に繋がり、ストレスを抱える力に繋がります。養育者やサポーターと楽しむことそのものが、楽しい記憶として身体に定着していきます。ワクワクと楽しんですることは、上手くなりたいとか、よくなりたいとかのモチベーションを高く維持でき、主体的に物事に取り組んで、成長のための変化を発見できる「気づき」を得られやすくします。自分で気づいたことは、自分の脳を一番変えてくれます。

継続してブレインジムを行なうには？

継続してブレインジムを行なうことが大事です。そのためには、できる範囲で無理なく行なう、誰かと一緒にやる、時間や場所を決めるなど、ブレインジムを生活習慣として、生活の中に織り込む方法があります。また、音楽をかけたり歌ったりしてブレインジムの動きをすると、気持ちよくなることを身体に理解させると、ブレインジムをするのがもっと楽しくなるでしょう。大人の場合、お風呂の中でブレインジムを行なうと、続けられて気持ちよいという声をよく聞きます。

誰かと一緒にブレインジムをする

信頼できる誰かと一緒にいることそのものが楽しさを倍にし、苦しさを半分にしてくれます。ブレインジムをするときも同様に、一緒にいて見たり動いたりして見守ってくれる人がいると、自分では気づけないブレインジムの効果に気づくことができます。よい変化がわかると、ブレインジムの効果を信頼できるようになり、ますますブレインジムを継続する動機に繋がって、目標に向かってステップアップできるようになるでしょう。一緒にいて見てくれて、一緒にブレインジムの動きをしてくれる人の気持ちも身体も和らぐので、信頼関係の向上に繋がり、その人との関係性もよくなります。

誰かが傍《そば》にいてくれると、自分以外の考え方がわかるので、自分の考え方の癖を見直すためにも、誰かと一緒か、あるいはグループでブレインジムをするほうが、よりよいと考えられます。そうやって、自分の考え方を見直すことで、感情も変化するので、〝何らかの行動をした結果、辛い状況を変えることができた！〃ということも起こります。また同時に、自分の能力の限界を知ることができるようにもなります。「自分は何をわかっていて何をわかっていないのか、これはとても大事なことだ」とポール・デニソン博士は言いました。自らに気づける能力が向上すると、他人を観察する力も向上します。そのため、共感する力や思いやりの心が育つのです。

意識して呼吸に気をつけること

ブレインジムの動きをするときには、呼吸に気をつけることが大切です。ブレインジムの動きに慣れるまでは、動きを意識して、ゆっくりとていねいにしてみましょう。自分の動作一つひとつに意識を向けて動きをすると、そのうち反射的な動きが自分のものになって、自然と楽にブレインジムを行なうことができるようになっていきます。

3　ブレインジムをするにあたって

まず、やってみよう！

本を読んで実行してみるだけでも、ある程度、ブレインジムの動きについて知ることができ、ブレインジムを活用できます。ブレインジムの動きをするだけで、気持ちよいと感じることができるでしょう。ブレインジム101は動きによって気づきを引き出し、気づきによって動きを選ぶものなので、自ら進んでする限りとても安全です。心からの目標を祈りつつ動いていくと、身体や気持ちや考えに変化が見られます。今ここにいて自分が何をどうしたらいいか、落ち着いて考え、行動できるようになるのは大変な財産です。

見ているだけでもいい、無理強いしないこと

ブレインジムの動きをしたくなければ、脳の中では

イメージが動くので、見ているだけでも効果はあります。支援したい家族がいて、その人にブレインジムをしてもらいたいと思うときにも、その人がブレインジムの動きをする気になるまで、無理強いしないようにしましょう。家族が子どもと一緒にブレインジムをする場合には、それぞれの子どもの発達は競争ではないし、見た目の成長が早いほうがよい訳でもないことに注意して下さい。今できなくても、そのうちできるようになるくらいのつもりで、忍耐強く成長を見守ることが、とても重要になります。あくまでも楽しくやることです。身体を使った遊びの中に、ブレインジムを盛り込めるように創意工夫して楽しんで下さい。

インストラクターのブレインジムを体験してみよう

ブレインジムの動きをきちんとしてみたいと思われる方は、インストラクターのセッションを受けるか、ブレインジム１０１の体験会に参加してみましょう。ブレインジム１０１の受講費が気になって二の足を踏むという方でも、体験会なら気軽に参加することができるでしょう。講習会や体験会については、日本教育キネシオロジー協会のホームページを見るか、協会に問い合わせて下さい。

合う、合わないは自分で決める

どんなものでも、合う、合わないがあります。医師にも、自分に合う人、合わない人など、いろいろあるように、インストラクターにも、合う人、合わない人がいると思います。ブレインジムのインストラクターには、いろいろな経験を持った、いろいろな職業の人がいますので、自分の目標や性格に合う人を見つけましょう。

限られた人生の中でベストを尽くすこと

専門家用語に「幼児的万能感」という言葉があります。「幼児的万能感」とは、自分が世界をどのようにでも変えられる能力をもっているかのような感覚です。子どもの頃は誰でも神様ですが、人は大人になるにつれて、自分の人生や能力に限りがあるのを知るようになります。ブレインジムをすると、身体のすごい変化に驚いて、嬉しさで一杯になることもあるでしょう。第一章でも書きましたが、限界があるにせよ、心からそうしたいと願うならば、ブレインジムや他の何かの方法によって、自分を変えることは可能です。ただし、他人や社会を変えることは、自分を変えるほどにはやさしくありません。それに気づいて、他人や社会を変えるためには、他人や社会に受け入れられ認められる自分に成長した後に、他人や社会に働きかけることにしましょう。

ブレインジム・セッションを受けてみたい人へ
――筋反射テストを受けるときの注意点

ブレインジムの土台となったアプライド・キネシオロジーでは、筋肉の筋力保持ができるかどうかの判断を用いて、その人の体調や心の調子を整えようとしました。誰かにブレインジムを使って支援してもらうときには、ブレインジムはキネシオロジーが基になっているので、筋反射テストを用いて、身体の奥に潜む信念や感情について確認したり、動きのメニューを探したりすることもあります。筋反射テストを使うと、熟練者では、驚くほど正確にいろいろなことを理解できることがあります。第一章でも書いたように心は多重的で複雑です。言葉にもいろいろな側面があります。信頼関係のあるなし、意識しているかどうかにかかわらず、支援者を喜ばせたいと考えるクライエントもいます。身体に表出された何かの信念や感情を処理したときに、その下に潜んでいた、それまでとは違う信念・感情が出てくることもあります。

筋反射テストが正確に行なわれているとしても、外部に表現されたその人を見ることで、その人の性格を完全に推し量れるようなものでもありません。人はさまざまなやり方で自分の心を守っています。複雑な人生を歩んできた人ほど、一回のセッションで何もかも終了できることはありません。筋反射テストは気づきを引き出すためのものでもあります。したがって、筋反射テストに依存することなく、今、自分は何を感じ、何を考え、自分がどのブレインジムをしたいのか、自分の気づく感じを最も大事にしてもらいたいと思います。身体は過去、現在、未来をも含めた情報の宝庫です。無意識からの贈り物を大切にして、日々の生活を営んでいきましょう。

（五十嵐郁代）

第六章

さまざまな職場のブレインジム使用体験

1　精神科病院でブレインジムをどう活用するか？

岩手県未来の風せいわ病院チーム

チームでの医療を目指す

当院は昭和四十八年の設立以来、主に統合失調症の方々への入院療養を中心とした支援を行なってきた精神科病院（三八一床）です。平成二十三年三月十一日の東日本大震災、そして平成二十四年十一月の病院建て替えを大きな契機に、発達障がいやトラウマ関連疾患など、これまで私たち精神科医療従事者の多くが避けて通ってきた方々への医療にも、積極的に取り組むようになりました。必然的に、薬物療法や対話を中心とした心理・精神療法に加えて、ブレインジム（以下、ＢＧ）に代表される身体技法なども取り入れながら、多職種からなるチームで多面的に関わることが増えてきています。

本稿では、当院のスタッフに、それぞれの専門的立場から、ＢＧの有用性とその意義、臨床場面での活用の実際について自由に書いてもらいました。

（智田文徳・精神科医）

看護師の立場から

私のBG（ブレインジム）活用法は、相談業務で毎回の面談をはじめる前に一緒に行なうことと、相談者の日々の生活の目標に合わせて、PACE（82頁）、または学びのメニューを、必要なときに本人が行なえるようにすることです。

次に、BG有用性の一つ目は、継続して行なうことで、自分の調子がわかる（セルフモニタリングができる）ことです。精神科に受診・入院される方の中には、ご本人が気づかない（あるいは既に頭痛、肩凝り、腰痛などがある）ほど、日常的に身体が緊張していることが多く、学びのメニューで意識的にからだを動かし、緩めることで、その緊張に気づく方もおられます。そして、その後に、頑なだった心や考えも変化するようでした。皆さんもご存じのように、身体の緊張は本来、からだを守る（闘争逃避）反応なので、緊張し続けている状態というのは、大変な日々を乗り切るため、今まで頑張り続けてきた証拠でもあります。BGはその「頑張り」を「自分のペース」でできるように、薬で短時間で変えてしまう「治療」のような方法ではなく、生活習慣を変えるときのように「教育」していく方法なのです。この方法は時間がかかりますが、確実に人生を変えてしまうほどの変化をもたらすと私は思っています。

BGの有用性の二つ目は、他の道具がなくても自分の身体さえあれば、職場、学校など、いつでもどこでも何度でもでき、副作用がないこと（注：てんかんをお持ちの方は注意が必要）です。私がBGを知ったきっかけとなった東日本大震災のように、長期にわたって、必要物資が不足のときにも、有用だと言えるでしょう。

最後に、私は、精神科の看護師は生まれてから死ぬまでの生命と生活を支える職業だと思っています。数日の著しい変化や数年をかけた変化を垣間見る中で、患者さん自身と私たち自身がどのように動き、感じ、考えているのかを、静かに見つめる必要があります。私は、その助けになるツールの一つがBGだと考えています。

（松尾実恵・看護師、保健師、ブレインジムインストラクター）

作業療法士の立場から

これからの生活で「やりたい」「こうなりたい」と思っている明確な目標があるものの、ストレスを感じながら精神科作業療法のプログラムに参加している対象者は少なくありません。作業療法を導入するためには、活動の場が安心できる場であると感じられることが大切です。対人関係に悩む対象者や、目の前にある自分の課題に何らかの理由で集中することができない対象者は、作業療法場面でストレスを感じることで、プログラムに参加することに消極的となってしまいます。

そのような対象者には、自分の課題をより楽に取り組むための援助が重要です。そこで、個人作業療法のときや集団作業療法開始前に、BG（ブレインジム）の基本動作であるPACE（82頁）を対象者のベッドサイドで施します。導入からしばらくの間は、私も一緒にPACEの動きを繰り返します。これからの生活で実用的に利用していくために、PACEをする前とした後での身体の変化を対象者と確認します。身体の変化への気づきを支持する方法として、姿勢や動作時の様子を写真つきのチェックシートにまとめて、客観的に認識する方法を利用しています。

対象者に対して円滑に導入することができるBGの利点は、場所や時間を気にすることなく、目の前に待ち構える遂行課題に対して、心と身体の準備体操ができる点であると考えています。BGを利用した多くの対象者は、自分のペースでよい表情をしながら作業を行なえるようになっています。

私たちの生活は、その人にとって意味のある生活行為の連続で成り立っています。対象者が主体性を持って自分らしい生活行為を遂行し続けるためにも、「PACEをすればできる」「身体がこうなればよいコンディションである」などの前向きなイメージを持てるように援助することは重要であり、作業療法士としてBGを活用することの意義の一つではないかと思います。

（愛木倫浩・作業療法士）

●臨床心理士の立場から

私はトラウマを抱えた患者さんとお会いすることが多いのですが、BG（ブレインジム）をトラウマの処理・緩和のプロセスの中で活用しています。トラウマを抱えた方たちは、自分自身をコントロールできなくなっていることが多いので、導入の段階で自分をコントロールする一歩として、PACE（82頁）をおすすめすることがありますし、そもそも呼吸も上手くできないといった場合には、とりあえずフック・アップ（91頁）だけお伝えするといったこともあります。それによって少しでも自己統制感を取り戻すことができると、快復するという実感が得られますので、治療へのモチベーションもあがりますし、セラピストへの信頼感も高まり、その後の展開に大きく影響していきます。また、トラウマをいざ処理するという段階のときに、EMDR（眼球運動による脱感作と再処理法。41頁）の中にクロス・クロール（88頁）などを組み合わせたりすることもあります。トラウマ処理と相性がよいというのが、私の実感としてあります。

そもそもトラウマは、心の問題というものではなく、心身の反応としてみることができます。だからこそ、からだに働きかけるBGは、トラウマに対して効果を発揮することができるのだと思います。BGは、トラウマという圧倒的な体験によってバラバラになってしまった記憶・思考・感情・感覚を再統合する働きをしているように思うのです。

精神科において、特に心理士は〝心〟あるいは〝認知〟にばかり焦点を当ててしまいがちですが、BGなどの身体技法によって楽になっていく患者さんを見ると、どうも私たちが大切にしないといけないのは、心もからだも含めた〝全体〟であることに気づかせられます。しかし、もしかしたらそのことは、トラウマを抱えた患者さんのみならず、精神科に来られる方すべてに言えるのかもしれません。BGはそのようなことを教えてくれているような気がします。

（間良・臨床心理士）

養護教諭の立場から

「これは教育の問題です」。これは、入院中の小学生・男児ケースについて、五十嵐郁代先生のスーパーヴァイズの言葉です。この言葉がBG（ブレインジム）を学ぶ動機づけとなりました。私は養護教諭として、学校現場で思春期の子どもたちと向き合ってきました。そして今、精神科臨床の場で、生き辛さを抱えた子どもたちと出会っています。子どもたちの多くは、生き辛さの背景に発達の課題を抱えています。被虐待児も多く、社会の歪みの被害者として、私たちの目の前に登場します。そのため、自尊感情も低く、将来への希望を見出せず、中には希死念慮、自殺企図の子どもと遭遇することも少なからずあります。

精神科臨床の場に、教育の視点を持った人間が加わることにより、子どもたちの発達を促すことができるのではないか。彼ら本来の力を引き出すことにより、エンパワメント（生きる力を湧き出させること）できるのではないか。これは私の仮説であり願いでもあります。

学習空白状態の子どもの支援プログラムに、BGを導入することにより、子どもたちに変化が見られるようになりました。身体へのアプローチを継続し心とからだのバランス調整を図ると、強張っていた身体がしなやかに変化すると同時に、脳、心も柔軟性を増し、学習しやすくなります。学習意欲が涵養されます。多くの子どもは、安全な環境で安心を感じとると、学習したくなるのです。また、意味のある言葉も表出するようになり、自己洞察も深まっていくと感じています。心の回復へと繋がります。健全な自己効力感を獲得・再獲得すると、諦めていた将来に希望を見出し、自らの力で歩き出そうとします。「教育は希望の処方」であり、BGは子どものそだちを支える大きな力になり得ると実感しています。

（多田淳子・養護教諭）

既成概念にとらわれない柔軟な姿勢

精神科臨床の現場では、社会構造や社会情勢の変化に呼応する形で、医療行政や疾病構造、地域社会から期待され、求められる役割が大きく変わろうとしています。そのような時代の流れの中において、よりよい医療を提供し続けるために最も大切なことは、既成概念にとらわれない柔軟な姿勢を持ち続けることだと思います。私たちは、これからもBGなどの身体技法を治療構造の中に積極的に取り入れながら、心と身体の両面から一人ひとりの発達や快復の支援に取り組んでいきます。

（智田文徳・精神科医）

2　薬局のカウンセリングでお客さんの心の不調にブレインジムはどう役立ったか？

漢方専門・五藤薬局店主　薬剤師
ブレインジムインストラクター　上田洋一

■高齢者に効果のあがるブレインジム

ブレインジムに出会ったのは、二〇〇八年に、あるキネシオロジーのセミナーを受講したのが最初です。そのセミナーを受けながら、「高齢化がますます進むこれからの社会で誰にでも役立つ、面白い分野だなぁ」と直感したことが思い出されます。これまでにNHK文化センターや各地の公民館の高齢者教室などの講師をしてきています。高齢者教室では六〇歳代から九〇歳代までの比較的お元気な方々が参加されています。年齢が高くなるにつれ、いろいろな悩みがあるようです。この頃もの忘れが多い、記憶力が落ちてきた、集中力がない、眼の見えが悪くなってきた、聴力が弱くなってきた、立ち上がるときよろける、などなど。それと同時に、〝この状態でこれからの生活は大丈夫なんだろうか〟などの不安を抱えているようです。

今までブレインジムの指導をしてきた中での事例を、いくつかお話いたします。高齢者教室での指導をしているときに、八〇歳代の女性が、「眼の見えが悪く、文字がぶれるんです。このまま見えなくなってくるのでは」と、不安げに言っておられました。このときのエクササイズは、右と左の視野を統合する「レイジー・エイト」と、中枢神経を活性化するといわれている「スペース・ボタン」（141頁）でした。少し離れたところに文字を書いておいて、エクササイズの前と後に見ていただいたのですが、エクササイズの後に、「えっなんで見えるの、すごい。どうして」と、言っておられました。このように簡単な動きで変化が得られるとは、まったく期待しておられなかったようです。

また、六〇歳代後半の女性は、「読書が好き、講演を聞いたり、調べものをしたりするのが好き」なのですが、「視力が落ちてきて文字が見えづらいし、車の免許更新が近づいてきているので、心配なんです」とおっしゃっていました。この方には、朝晩しっかり「レイジー・エイト」を行なってみて下さいと指導しました。しばらく後に、その方から、「先生、目がはっきりしてきて、免許更新すんなりパスしました」とのご連絡がありました。後で聞いたところ、三カ月間、毎日朝晩しっかりエクササイズをしていたそうです。

これは七〇歳代の薬剤師の女性の事例です。薬局での相談のときに、お客さんに話してもらう声が耳元で反響して聞こえにくく、「えっ、なんですか。もう一度お願いします」と何度も聞き返していたようで、「このまま相談業務をやめなくちゃならないかなと不安なんです」とおっしゃっていました。この方に使ってもらったエクササイズは、聴く力を高める「シンキング・キャップ」（144頁）と首の緊張をほぐす「アウル」（片手で、その手の反対側の肩を持ち、持った肩側に頭を回して息を吸って、息を吐きながら反対側を向くということを繰り返す動き）です。エクササイズの後に確認してみましたら、びっくりしたように、「声が耳に反響せずに、しっかりストレートに入ってきた。毎日この体操をやります」とのことでした。

さらに、私が水戸市内で開いているブレインジムの勉強会に参加している保育士と介護士の仕事を長年されてきた方の事例です。この方は、今は認知症の八五歳の母親の介護をしていますが、先日、「シンキング・キャップのエクササイズを、母親に毎日行っていますが、認知の度合が軽くなってきているんです」との報告を受けました。

●生薬も脳に効く働きがある

　ブレインジムの指導を高齢者教室などでしていますが、そのときに、脳のための漢方薬や生薬の話をします。漢方の生薬にもいろいろな成分が含まれています。ミカンの皮を乾燥させると、漢方薬にも使用される生薬「陳皮」になります。ミカンの中身はクエン酸やビタミンCが豊富で、風邪の予防や美容によいと言われますが、ミカンの皮、「陳皮」には、もっとすごい成分が含まれています。「ノビレチン」という成分はフラボノイドの一種で、記憶障がいを改善する作用、神経変性を防ぐ作用、脳の神経細胞を成長させる成分を増やす作用などが報告されており、認知症、パーキンソン病などへの効果が期待されています。他にリモネン、ヘスペリジン、β-クリプトキサンチンなども含まれています。

　二〇歳を超える頃から、脳では毎日一〇万個以上の脳神経細胞が死んでいくと言われています。頭に傷を負ったり、脳の血流が悪かったりする場合は、さらに脳神経細胞の死滅は早まります。急激に脳神経細胞が減っていくアルツハイマー型認知症はもちろんですが、脳神経細胞を保護することが、脳の老化を防ぐ第一歩と言えるでしょう。脳神経細胞保護作用（NGF〈神経成長因子〉産生促進）が認められている生薬には、「羚羊角《れいようかく》」「遠志《おんじ》」「沈香《じんこう》」「サフラン」などいくつかあります。

　また老後は、病気の心配、人間関係のイライラやコミュニケーションの不安など、私たちは常にストレスに囲まれて生活しています。ジャコウジカの雄の麝《じゃ》香嚢《こうのう》や、その中の分泌物を乾燥した「麝香《じゃこう》」という生薬は、そのような場合に、きわめて重要な意味があります。東洋医学において、体全身には氣の通り道があり、「氣」が通じることによって健康が保たれていると考えます。病は、精神的なストレスや運動不足、そして冷えなどから、この「氣」が滞ってしまった結果と考えられるのです。この「麝香」は、昔から全身の氣の巡りを改善し、病を防ぐ高貴薬として用いられてきた優れものです。そしてこの「麝香」は、ストレス社会において、なくてはならないものと言えるでしょう。元気、英気、正気など、普段よく口に出す「氣」は、目には見えませんが、存在するものです。「氣」は体の中にあるエネルギーのことです。よく「病は気から」といわれます。これは本来、氣の滞りが病を生むことを言っている訳です。

また、『神農本草経』という五世紀以前の中国の古典に、「牛黄《ごおう》」のことが書いてあります。「驚癇寒熱《きょうかんかんねつ》、熱盛狂痓《ねっせいきょうけい》」と書いてあります。すなわち、驚いて卒倒した者や高熱で痙攣を起こした者、精神異常を起こした者によい、という意味です。漢の時代の『名医別録《めいいべつろく》』という書籍には、牛黄は「小児の百病、諸癇熱で口の開かぬ者、大人の狂癲を療す」と書かれており、そして「久しく服すれば身を軽くし、天年を増し、人をして忘れざらしめる」とあります。牛黄は、子どものあらゆる病気、口も開けないほどの高熱、大人の精神錯乱などの幅広い症状に用いることのできる生薬で、長く服用すると寿命も延び、〝もの忘れしなくなる〟という働きも期待できることを言っているのです。今の中国では、「牛黄」は芳香開竅《かいきょう》薬という分類になっています。香りがよく心に入り邪を除き、意識回復に働くという意味です。

私の本来の職業は漢方専門の薬剤師です。高齢者教室などのブレインジムの指導の合間に、このような脳のための生薬の話を、ときどきですが話させていただいています。

3 今の自分・これからの自分にエネルギーを注ぐブレインジム

鍼灸マッサージえんどう治療院（統合ヒーリング Kinesiology・エネポート）鍼灸師・ブレインジムインストラクター　遠藤雅樹

ブレインジムは氣の流れを整える

当鍼灸治療院には、体の痛み以外にも精神的な悩みを抱えている患者様が来院されます。心と身体は一体なので、現代のようなストレス社会では、精神的なストレスから身体の不調を引き起こしてしまいがちなのです。鍼灸にも、身体を整えることによって気持ちを安定させる効果がありますが、もっと精神的なストレスに積極的にアプローチする方法を模索している中で、Brain Gym®（ブレインジム）に出会いました。

　ブレインジムはストレスを軽減する運動療法としても、ご自宅でやっていただくセルフケアとしても、簡単で伝えやすく、誰がやっても安全で効果も高いので、大変重宝しています。ブレインジムのよい点は、脳神経回路を活性化するエクササイズをすることで、簡単に心と身体のバランスがとれる点、そして東洋医学をシステムに取り入れている点です。

　東洋医学では、心と身体の不調は、氣血の乱れでおこると考えます。この氣血の乱れは、生活習慣や食事やストレスから引き起こされ、その中でもストレスは大きな要因です。

　さて、ブレインジムでは「氣（エネルギー）」を電気エネルギーとして捉えています。人間の体は電磁体ですから、脳から発せられる電気信号がスムーズに流れていると心も身体も元気なのです。しかし、現代人は、あまり運動をしなかったり、座ってばかりいたりするので、どうしても身体の電気エネルギーレベルが下がってきます。電池の少なくなった時計を想像してみて下さい。電池が少なくなった時計は、時間がズレてきます。同じように人間も、体内の電気エネルギーが少なくなってくると、体内時計がズレて昼と夜が逆転して、夜寝られなくなったり、朝起きられなくなったりします。また、活力が出るはずの昼間に活力が出なくなったり、夜は逆にリラックスできなくて不眠になったりするなど、体内リズムが狂ってくるのです。

　そんなとき、ブレインジムには、エナジーエクササイズというツボを刺激して活力を与えるエクササイズ群があります。ツボを刺激すると、氣血の流れが活性化して整ってきます。つまり、電気エネルギーがチャージされ、スムーズに流れるようになるのです。ツボは経絡《けいらく》という氣の流れの上にあるポイントです。電車でたとえると、線路が経絡、ツボが駅と考えるとわかりやすいでしょう。駅には人がたくさん集まるように、解剖学的にも、ツボは神経や血管が豊富に集まってる場所であることがわかっています。当院の患者様とこのエナジーエクササイズを一緒にすると、「体がシャキッとしてきた」「気持ちがすっきりした」というよいフィードバックをいただきます。

さて、氣が流れることで、なぜ気持ちがすっきりするのでしょう。私は次のように理解しています。情動は英語で、Emotionと書きます。つまり、情動とはE（エネルギー）＋motion（動き）なのです。強いストレスによって、長く恐怖や不安（東洋医学では腎臓と関係する）で気持ちが留まっていたり、悲しみ（肺と関係する）・怒り（肝臓と関係する）に留まっていたりすると、氣（エネルギー）の流れが滞って心や身体のバランスを崩します。空気の流れが滞ると空気が淀んでくるように、また、水の流れが滞ると水が淀んでくるように、氣の流れも、同じように感情が長く滞っていると、そこでエネルギーが淀みます。その滞ったエネルギーを再び流す方法として、身体からアプローチできるのがブレインジムです。氣の流れがスムーズになると、自然界が春夏秋冬と移り変わったり、赤ちゃんが自然に泣いたり笑ったりするように、喜怒哀楽の気持ちが自由に移り変わっていく本来の状態に戻り、心も身体もすっきりするのです。

気持ちを穏やかにして頭の回転をよくする

また、ブレインジムの中でもディープニングアティテュードという気持ちを穏やかにするエクササイズ群は、感情をコントロールする脳の前頭葉の血流をよくすることで知られています。ストレスいっぱいで心配や不安が高まってきたり、不眠を抱えたりしている患者様に、大変役に立っています。

当院でも、二〇一一年の東日本大震災のときに、個人セッションに来てくださった患者様と、このブレインジムをしたところ、「あ〜、これ落ち着きますね〜」と、しみじみおっしゃっていました。そして帰りに、「この余震が続く中、ご来院下さってありがとうございます」とお礼を言ったら、「あ！　地震のことすっかり忘れていました」と言っていただけたことがありました。

私自身も夜寝つけないときに、このブレインジムをすると、自然にスーッと気持ちよくなって、知らない間に寝てしまうことがあります。

前述したエナジーエクササイズ群やディープニングアティテュード群の他にも、基本となる二六のエクササイズを組み合わせることで、患者様には気持ちの変化を驚くほど実感して頂いています。例えば、「七年間、怖くて乗れなかった電車に、乗れるようになりました！」「二〇年来、飲み続けていたうつの薬が半分になりました！」「何十年間も電話に出るのが怖い恐怖症があったのに、なくなりました！」といった声を頂きます。

また、カウンセリング中、ストレスの大きい患者様は、同じ話を何度も繰り返したり、「今、困っていること」をお聞きしているのに、過去の辛かった出来事の中に戻っていってしまったりすることも多いです。そこで、ブレインジムの個人セッションで、ＰＡＣＥ（82頁）という四つの準備体操のようなエクササイズを最初にやってからカウンセリングをはじめると、話の空回りが少なくなってきたり、話をまとめやすくなったりします。カウンセリングの途中で話が詰まったり、言葉にできなかったりするときも、このＰＡＣＥをもう一度やることによって気づきが生まれ、新しい発想や考え方が出てくるようになります。加えて、このＰＡＣＥをすることで、身体面でも筋肉の過緊張、あるいは低緊張が改善されることを実感しています。その結果、個人セッションがスムーズになり、患者様に早く元気になって頂けます。

今の自分、これからの自分にエネルギーを注ぐ手法

『トラウマからの回復』という本の著者であるロシアのスベトラーナ・マスコトーバさんが、「身体がすべての可能性（本当の意味での「今、ここ」の場所）にくつろいでいるときには、過去の地図を辿るときにも、将来に向けて創造的になるときにも、心は安心しています。『今』が拡大していって『すべて』をゆったりと包み込みます」と書いているように、トラウマを抱え

ている人は、過去の時間軸で生きがちなので、身体を動かし、安全な状態で「今、ここ」を体感してもらうことが重要なのだと思います。私自身、ブレインジムをすると、自分の体の中に入っていって、自分本来の感覚に戻ってしっくりくるという感じがあります。

それからブレインジムについて、「まったく無気力で動けないときや寝たきりの家族がいるときに、どういったブレインジムをしたらいいのか」と質問されることがあります。先述の著書の中でスベトラーナさんは、重度の骨折と全身火傷を負っている動けない子どもには、ミラーニューロン（他者の動きを見たときに自分もその動きをしているかのように反応するモノマネニューロン）の働きを使って、ブレインジムをやっているのを見せたり、ブレインジムをやっているのをイメージさせたりして効果をあげています。同様に、当院では、患者様が動けないときには、動いているイメージをしていただいて、できるところからはじめるように指導しています。

最後に、ブレインジムの個人セッションでは、患者様の過去にフォーカスするのでなく、「今」どうしたいのか、向かいたい方向はどこなのか、どう行動したいのか、というように、「今にフォーカス」していきます。ですから、過去の辛かった出来事などは、言いたくなければ言わなくてもいいのです。過去を話すことで辛かった出来事がフラッシュバックしたりして、余計に心の傷がひどくなることも防げます。無理に過去を話さなくてもよいのは、患者様にとてもやさしい手法だと感じます。そして、今の自分・これからの自分にエネルギーを注げる素晴らしい手法だと確信しています。

4　刑務所で活きるブレインジム

大阪保健医療大学准教授　作業療法士
ブレインジムインストラクター　足立　一

障害受刑者に役立たせる

日本の刑務所では、受刑者に犯した罪の責任を自覚させ、再び罪を犯さないよう、刑務作業や改善指導・

教科指導などが行なわれています。現在では、専門家や民間団体の協力を得て、非常に質の高い指導が展開されている刑務所もあります。

一方、知的障害を含む精神障害を有する受刑者や六五歳以上の高齢受刑者は、年々増加傾向にあります。休養患者や処遇困難者と分類される方も多く、再犯防止へ向けたさまざまな指導を十分学習させることは、非常に難しい状況です。

私は、このような障害があるために、刑務所で行なわれている各種の指導に十分ついていけない障害受刑者に対して、刑務所で個別に支援しています。ここでは、その中でブレインジムが非常に役立った二名の方を紹介させていただきます。

二名の方の紹介については、本刑務所における個人情報保護及び情報の取扱いに関する規定を順守していいます。本人には入所中に同意書を交わし、同意を得ています。本刑務所の責任者及び関連部署の許可も得ています。また、本人が特定できないように内容は一部改変して紹介いたします。

Dさんの場合
（三〇歳代、男性、自閉症スペクトラム障害）

Dさんは、勉強熱心で、何事にも積極的に取り組む方でした。しかし、高い知能に比べて、指導では十分な理解が得られず、場にそぐわない言動も目立っていました。服役中に自閉症スペクトラム障害の診断を受けています。私との関わりは、Dさん自身の障害について勉強することからはじまりました。Dさんの心身の機能や能力は高く、社会的交渉は非常にていねいに行なう方でしたが、相手の気持ちが推測できず、親和的なコミュニケーションは、苦手なようでした。

出所が近づくと、これまでに受講した指導の中で本人が一番難しかったと語った問題解決の仕方について復習をしました。Dさんが考える対処法は、否定的で攻撃的な印象を与えるものが多く、毎回助言を要しました。

ある日のセッションで、Dさんから、刑務作業中に班長（受刑者）二人から異なる指示を受け、大変困ったエピソードを取り上げました。そのときは言われるがまま、その都度指示に従ったそうです。しかし、思い出すと、「ムカつく」と怒りをあらわにし、「どっちか一つに決めてくれ」と強く主張すべきだったなど、対処法は、何度考えても攻撃的なものしか思いつかない様子でした。

いつもはそこで私から助言を与えるのですが、「私もよい案が浮かばないので、少し体を動かすとお互いよい案が浮かぶかも?」と、ブレインジムのＰＡＣＥ(82頁)を取り入れることを提案しました。Ｄさんはすんなり応じましたが、予想以上に動きはぎこちなく、特にクロス・クロールは、何度か練習が必要でした。動きも思考や感情と同じように偏りが見受けられました。

ＰＡＣＥをやった後、Ｄさんは、怒りの感情に変わりはないと語りましたが、首から肩周囲にかけて高かった筋の緊張は、明らかに低くなっていました。対処法については、「自分が困っていることを伝えたらよかった」「どちらか一つの指示にしてもらうよう、お願いしてもよかった」と、前向きな対処法へと変わり、「班長も大変ですね」と、相手の立場になって考える言葉も認められました。

それ以降、行き詰ったときにはＰＡＣＥの実行を促すだけで、私からの助言は必要なくなりました。「この体操はすごい」と、毎日、居室でＰＡＣＥを行なうようになり、出所されました。

Ｅさんの場合(四〇歳代、男性、知的障害)

Ｅさんは、持ち物の故障やからだの痛み、家族からの手紙など、気になることがあると切り替えることができなくて不穏になり、規律違反や他者とのトラブルが絶えない方でした。心情の安定化を図る目的で、私との関わりははじまりました。心身の機能や能力はかなり低く、関節拘縮(関節が動かなくなる状態)や変形も認められ、不器用で動作は非常に緩慢でした。また直ぐに「わからない」「できない」と返答し、受身的で、非常に幼い印象を受けました。

介入当初は、訴えを聞くだけの日々が続きましたが、徐々にリラクセーションの一つとして、ブレインジムを活用しました。模倣動作が難しく、ほとんどのアクティビティが一人ではできませんでした。

工夫すればEさんにもできそうなアクティビティを一緒に探し、毎回一つ相談しながら行ないました。例えば、レイジー・エイト（147頁）やダブル・ドゥードゥル（148頁）は向かい合って立ち、掌を合わせて手の動きをガイドして行ないました。シンキング・キャップ（144頁）やエナジー・ヨーン（143頁）はEさんの手の上に私が手を添え、一緒に耳を引っ張り、顎の関節をさすりながら行ないました。ベリーブリージング（102頁）は、お腹に手を一緒に添え、声をかけながら、呼吸を促しながら行ないました。このように少しずつアクティビティを増やしていくと、次第に、Eさんから学んだアクティビティのリクエストが出るようになりました。

また徐々に「わからない」と即答することは少なくなり、何事もEさんなりに頑張って応える姿が増えてきました。出所前には、SST（社会生活技能訓練）にも積極的に取り組むようになりました。

依然、衝動性のコントロールは難しく、規律違反は出所前まで続きました。しかし、ブレイン・ボタン（86頁）は非常に気にいったようで、「イライラしたら、これするとすっきりする」と、他の職員へブレイン・ボタンを紹介する姿も見られました。

動きとしては不十分ではありましたが、Eさんなりにブレイン・ボタンというストレス対処法を身につけて出所されました。出所時には、注意機能と上肢機能の改善も認められました。

刑務所でも遊び心が活きる

DさんとEさんとの関わりを通して、私は、ブレインジムが、刑務所で実施できる有効なツールに成り得ると実感しています。障害を抱えた人にとって、他にも多くの有効的な教育・訓練法はあります。しかし、日本の刑務所では、さまざまな制約を伴います。例えば、実施できる活動や場所、使用できる道具、受刑者同士のやりとり、受刑者へ触れることなどによっては、処遇を変えることになります。

しかし、ブレインジムは、受刑者自身が自分だけで行なえ、障害を抱えていても簡単に行なえるアクティビティです。また、人や道具をほとんど必要とせず、環境にあまり左右されず、どこでも実施できます。かつホームプレイ（ブレインジムのバランスを習った後、目標を達成するまでその動きを自分で続けること）も設定可能です。

またブレインジムは、受刑者と共に動き、感覚・感情・思考の変化に共に気づき、共にバランス調整されます。実際に刑務所でブレインジムを行なうと、立会っている刑務官も自然と一緒にアクティビティをはじめ、いつの間にか三人で和やかに会話をしています。刑務所では、指導する側と指導される側が明確で、共に何かをする機会はほとんどありません。障害受刑者にとってこのような経験は非常に重要なことだと思います。

最後に、ブレインジムのＰＡＣＥは水を飲むことからはじまります。しかし、日本の刑務所では、湯・茶などを給与する時間が決められているため、その受刑者にだけに自由に水を飲ませることはできません。このことをインターナショナルファカルティー（ブレインジムの上級資格保持者）である田村先生へご相談したところ、「水を飲むイメージをしてもらっては」というご助言を頂きました。

それ以降、刑務所では、水を飲むイメージをしてもらうことからＰＡＣＥをはじめました。水分を補給することによる筋力や俊敏性の向上、集中力の向上、消化器系の働きの向上などの本来の効果は望めませんが、予想以上に皆、真剣にイメージされ、コップを手に持つところから行なう方、水で喉を潤す動作をリアルに演じる方など、自分の身体に焦点を当てる姿は、アンガーマネージメント（怒りを自分でコントロールするための技法）のプログラムにある身体感覚に注意を向ける練習に似ていると思いました。

アクティビティを柔軟にアレンジすることによって、思わぬ効果を発揮するのはブレインジムの魅力の一つだと思います。共に遊び心を持って、アクティビティを工夫しながら行なえるブレインジムは、刑務所という環境だからこそ、活きるツールだと私は実感しています。

5　構音障害がある自閉症スペクトラム障害児へのブレインジムを活用した言語療法

田中北梅田クリニック言語聴覚士
ブレインジムインストラクター　都築昌子

発音に障害のあったFちゃんの事例

会話ができるようになったのに、発音が不明瞭で伝わらないということや、伝えているのに理解してもらえないというような失敗体験が積み重なると、コミュニケーション意欲の低下、自信喪失、自己否定感に繋がり、社会参加も消極的になってしまいます。そして、発達障害児は「治りにくい構音《こうおん》障害（発音が正しくできない症状）」を合併する場合がしばしばあり、その「治りにくい構音障害」の原因の一つに、不器用さ（協調運動障害）が関係していると考えられています。

発達性協調運動障害（以下、DCD）は、最近になって特に注目されはじめました。教育現場ではDCDの疑いがある場合は、「感覚統合療法」を取り入れる試みも開始されています。

私が言語療法に取り入れているブレインジムは、米国のポール・デニソン博士が学習障害児のために体系づけた、脳の神経ネットワークを活性化する運動プログラムです。簡単な動きで、楽に学習できるように脳、身体、心を整えます。感覚統合療法やムーブメントよりも狭い場所で行なえ、着席のままでも実施できるエクササイズなので、言語療法室でも気軽に実施することができます。

今回、構音障害・軽度知的障害があった一〇歳の自閉症スペクトラム障害のFちゃんに、二年間で合計二六回のブレインジムを取り入れた言語療法を実施しました。その結果、会話での発話明瞭度評価尺度が三「聞き手が話題を知っているとどうにかわかる程度」から評価尺度二「ときどき、わからない語がある程度」

に改善したので、その経過をご紹介します。

症例

多数の子音に構音障害がある軽度知的障害を伴う自閉症スペクトラム障害のFちゃんの症状経過は、四歳までは無発語で発声は母音中心でした。要求は指さしと発声で伝えていました。四歳になると文字理解が進み、五歳で発語はあるが子音の習得不良で不明瞭な発語でした。当院に来るまでに他機関で五年の言語療法を受けていましたが、発音はあまり改善しませんでした。小学校五年生の四月、「発音不明瞭」という主訴で受診されました。

初診時の言語症状

六六子音のうち二九子音に誤りや歪み音がありました。サ行、ザ行の音は未習得で、「バス」が「バフ」、「ズボン」が「ジュボン」になりました。また、日本語の発音ではみられない歪んだ構音（音声器官の形状を変えて発音すること）の鼻咽腔構音が出現して、「つみき」が「んみき」、音読では、さらに誤り音が増えて、「うんどうかいだいすき」という文が「うんろうかい、だいんき」のようになりました。特徴は、「全体に舌が後方化している」「文が長くなると誤り音や省略が増える」「前後の音に影響を受ける」「誤り方に一貫性がない」「日本語の発音にはみられない歪んだ構音がある」ということでした。しりとりや、逆さ言葉に関係する音韻処理能力は特に問題はありませんでしたが、音を聞き分ける聴覚弁別力は、他人の間違いは確実にわかっても、自分の発音の間違いは不確かでした。そして、一般的には五歳でできる「ぱーたーか」の交互反復動作ができず、「ぱーかーた」や「ぱーかーか」となり、構音動作での協調運動障害が考えられました。これらの複数の原因が重なり、会話時の発話明瞭度評価尺度は三で「聞き手が話題を知っているとどうにかわかる程度」でした。

訓練計画

身体の体幹を育て姿勢を改善し、構音動作に関係する協調運動障害と発音練習を行ないました。練習では正しい構音動作と聴覚的な弁別力を高め、平行して協調運動障害の改善と練習を楽にすすめられるように、ブレインジムを取り入れることにしました。

●訓練経過

初回は「よ」の発音を練習。すぐに単語は上手になりました。帰り際に、「もう治らないんだと、あきらめようと思っていました。治るんですね！　通うのが楽しみになりました」と、お母さんが感想を述べられました。

三回目までは、「よ」の発音練習とブレインジムのＰＡＣＥ（82頁）を行ない、新しい言語療法に慣れていただきました。練習では、正しい音を出すことは楽にできましたが、「単語→句→短文→文章」と難易度が上がると、誤りが増えて集中力が低下しました。ＰＡＣＥを準備運動として練習時間のはじめに行ない、途中で集中力が落ちて口腔運動などが楽にできないときに、ブレインジムを行ないました。ブレインジムをすると、気分・集中力・自己モニタリング（確認）力が向上して、自分の間違いに気づき、自己修正することが増えます。二回目の練習のときに、横書き文の音読につまってしまったことがあります。原因は、左右上下の追視ができてなかったことでした。

そこで、眼球運動を楽にするブレインジムを二種類したら、目の動きがよくなって音読が楽にできるようになりました。このように、ブレインジムをすることで目に見えて変化する場合もありますが、変化が表面的にはわからないときもあります。しかし、大抵の場合は、「身体を緊張させて頑張っていた状態」が「落ち着いてリラックスした状態」に変化し、集中力が向上することで、リラックスして前向きに練習に取り組めるようになります。

四回目からは、協調運動の改善に重点をおいて、ブレインジムの種類を増やしました。Ｆちゃんは、発音の練習を頑張れば頑張るほどに力《りき》んでしまい、反射的な動作が出やすくなりました。例えば、顎を上げる、身体を前後に揺らす、腕ではずみをつける、肩を緊張させて発音するなどです。そのような場合には、仰向けに寝ての練習や、姿勢、呼吸、反射的な動作に効果があるデニソン再パターン化（以後、ＤＬＲと表記。70頁）や、カーフ・ポンプ（145頁）、グラビティ・グライダー（148頁）、ネック・ロール（145頁）などを行ないました。あるとき、構音に関係する協調運動の「ぱーたーか」が上手に言えないときに、ＤＬＲと口腔運動練習を行ないました。すると、その後は、ゆっくりと落ち着いて「ぱーたーか」を繰り返して言えるようになり、呼吸も深くなり、声量がアップしました。

五年生の三月には、単音であれば「ザ行音」と「つ」「せ」以外の子音は、すべて正しい構音ができるようになりました。六年生の一年間の仕上げの段階では、口腔運動や構音動作に関係する協調運動とブレインジムの組合わせを多く取り入れました。こうして二六回目には、単音ならば子音はすべて正しく構音できるようになり、会話の発話明瞭度評価尺度は二「ときどき、わからない語がある程度」に改善しました。

そして、会話の途中でも間違った発音に自分で気づいて修正できることが増え、「発音を意識して、ゆっくり話す」という行動が習慣化し、自信を持って話すことができるようになったので、定期指導はいったん終了としました。

6　クライエントの不調にブレインジムがどう役立ったか
――治療および治療者のセルフケアへの導入

山口県立こころの医療センター
臨床心理士　米田一実

半信半疑ながらやってみた

私がブレインジムを学ぶきっかけとなったのは、すでにブレインジムを学んだ心理士の先輩が、クライエントの状態改善に非常に役に立ったと話していたからでした。もともと、言語を介したカウンセリングの経験しかなかったため、身体を使った治療や状態改善がどの程度人の役に立つのか、身体を動かすことを日常的に行なっていない自分に、果たしてそれができるのかは半信半疑でした。また、ブレインジムをやってみることへの動機も高くはありませんでした。

ただ、精神科医療の現場で、特に児童思春期の子どもたちへの治療やその家族の方を支えることを考える中で、言語のみでない、非言語を通した治療の必要性を痛感している状況でした。ブレインジムなら、クライエントに負荷をかけず、また、不器用な自分にもできるかもしれない、と思って、研修を受けることにしました。

これまで、治療にブレインジムを導入したクライエントは、就学前から小学生のお子さんや、青年期・成人期の方でも、自分の気持ちや意見を言葉で表現することが得意でないクライエントでした。言葉で伝えられない方でも、感じていることや考えていることはたくさんある、そこに働きかけたいと思いました。

実施に際して気をつけたことは、実施する場の環境調整です。できるだけ、治療の場が安心で安全な場所であることを実感してもらうために、クライエントが信頼する家族やスタッフに一緒に参加してもらうこと、おもちゃのある部屋などで、ブレインジム以外のこと、例えば遊びの時間なども取れるようにしました。広い場所でダイナミックに遊んだり、おもちゃのあるところでていねいに遊んだりなど、お子さんの特徴によって設定を変えました。また、必要に応じて、バタフライハグなどＥＭＤＲ（眼球運動による脱感作と再処理法。41頁）に関わる技法も取り入れました。

クライエントだけでなく治療者にも効果がある

ブレインジムを導入したクライエントの変化として、小学生以下のお子さんの場合には、主訴の夜尿や夜驚が落ち着いたということがありました。また、青年期・成人期の方では、言語化が進み、例えば、それまで苦しいと泣いて表現していた方が、何が苦しいのか、どんなふうに苦しいのか周囲に説明をしたり、本格的に苦しくなる前に周囲に伝えられたりするようになった、などの変化がありました。

主訴の症状が落ち着いた後も、言語化ができるようになってきた現状でも、クライエントはその変化に応じて、それぞれの新たな課題に向き合っています。症状はなくなったけれど心配なことがある、それを周囲にどう伝え、どう自分を守っていくか。また、言語化できるようになった分、周囲と具体的なやりとりをして、自分の気持ちに折り合いをつけていく難しさが出てきた、などです。そして、それらと向き合いながら、成長を続けていることを、日々目の当たりにしています。私はブレインジムをはじめてまだ一年未満ですが、クライエントとともに、これからもブレインジムを続けながら、その都度、課題に向き合っていくことで、新たな効果を実感できるのではないかと思っています。

最後に、私が、ブレインジムをはじめて、予想外によかったことの一つに、私自身の自己管理、セルフケアにブレインジムを用いることができたということがあります。治療者は、よいコンディションで治療に関わることができるように、自己管理をすることが求められます。基本的なことですが、治療者が健康を維持し、約束通り治療の場にいる、ということがとても大切なことだと考えています。治療でクライエントとともに身体を動かす機会があることや、気分の切り替えのため、時間のあるときにブレインジムの動きをやってみることで、私自身の健康を保てていると感じています。なぜ、どうしてそのような効果があるのか、上手く説明できませんが、身体が軽くなる感覚、頭がすっきりする感覚を得て、「なんとなく調子がいい」という状態で、クライエントに関わることができるようになりました。今後も、クライエントとともにブレインジムを続けていきたいと思っています。

7　ブレインジム101と家族療法
――身体感覚の復権

山口県立こころの医療センター
精神科医　加来洋一

身体感覚を介したコミュニケーションの「文法」

平成二十七年から平成二十八年にかけて、五十嵐ご夫妻を講師にお招きして、地元の有志とともにブレインジム101の研修を受けることができました。ことの発端は、平成二十六年から当院に勤務している医師が、既に県外でブレインジムの研修を受けていて、地元の専門職にも知ってもらいたいと、事務局を立ち上げたところからはじまります。申し込んできたメンバーも、相互に顔見知りが多いうえ、学ぶ意欲も高かったので、研修会の雰囲気もよかったと思います。

私はと言えば、現在の職場で、家族療法を主な技法として児童思春期臨床に携わっていて、ブレインジムという名称も、今回、はじめて知りました。正確に言うなら、平成二十五年から平成二十六年にかけて、EMDR（41頁）の研修を受けているとき、ブレインジムの名前は聞いているはずなのですが、関心を持つことはありませんでした。ただ、EMDRや催眠の研修や実践の過程で、クライエントの理解や回復に身体感覚が重要なことは実感していました。

ブレインジム101の研修を受けて思ったのは、相手の身体の観察に、催眠で身につけた観察方法を使っていること、そして研修後は、臨床で催眠の観察技法を使うときの精度が（自分の感覚としては）上がっていることに気がつきました。講師の五十嵐先生は、「身体感覚への気づき」を繰り返し強調されていましたが、自分が催眠の観察技法を使って、観察しながらも、気づけていなかった感覚への「気づき」が増えてきたと思っています。大げさに言うなら、身体感覚を介したコミュニケーション全般の精度に、ブレインジム101の効果が波及していることになるのでしょう。もちろん研修の間は、講師の先生の観察の精度に、ただただ圧倒されていて、とても真似できるものではありません。学んだのは、身体感覚を介したコミュニケーションの「文法」のようなもので、その文法にそった観察の精度は、自身が実践の中で鍛えていくことになるのでしょう。

家族療法の中で生きるブレインジム

児童思春期臨床では、ブレインジムは、主に小学校低学年のケースに、一緒に研修を受けた臨床心理士と組んで、あるいは単独で実践しています。全ケースで、家族が同席しているので、頭の中では、ブレインジムを介在させた家族療法を行なっているような感じです。私の家族療法は「家族を含む治療システムの中で生じた、治療的に有効なコミュニケーションの変化を増幅、または定着させていく」とまとめられるのですが、ブレインジムを親子でしてもらう過程で、この「治療的に有効なコミュニケーションの変化」が起きているように思います。「思います」と記載したのは、現時点では、この変化の言語での記述は、私にはできないのですが、回を重ねるにつれて、治療的な変化が明確になっていることから推定できるからです。もちろん、ブレインジム自体を治療的な文脈に組み込むという家族療法の基本的な介入も機能していると思っています。

家族療法は、その源流の一つはM・エリクソンの催眠技法だと思うのですが、近年はナラティヴ・アプローチやオープン・ダイアローグのような言語を介した対話が中核にある理論や技法の影響力が大きくなっています。だからこそと言うか、ブレインジムのような「身体感覚の復権」ともみなせる介入技法が、もっと臨床場面で実践されてもいいのではないでしょうか。

あとがき

私は、二歳の頃から中学を卒業するまで瀬戸内海の島で過ごしました。島々を行き来する交通手段は船しかなく、橋を通って本州に行けるようになるとは夢にも思わなかった時代でした。その頃の生活は、若い人には想像もつかないかもしれません。冬になると、暖を取るために、母が朝早くから炭や練炭をおこしていました。お湯の出ない水道の水は冷たく、顔を洗うのが嫌になる日もありました。夏には、一日たった二時間の給水で、水は大変貴重でした。夏の間は、当然、入浴はできません。それぞれの家で、甕《かめ》に溜めたり公共の井戸を使ったりして、何事にも時間がかかり不便を感じていましたが、みんな工夫をこらして生活をしていました。子どもたちは何かしら家の手伝いをするのが当たり前で、私も毎日、家の掃除、食器の後片づけ、薪やオガライトを使ってのお風呂沸かしなどの手伝いをしました。辛いこともありましたが、祖母が海や山に連れて行ってくれ、自然の中で身体を動かして遊ぶ毎日でした。海で拾ったつぶ貝をゆでたり、山で摘んだヨモギをおだんごにしたりして、おやつにしていました。まだ自然との共生が残っている時代に育ったので、自然に対する愛情や畏怖の念と共に、〈あるがままに〉という生き方が私の中で育っていったように思います。そういうふうに自然と共にマイペースでいることが普通だったので、ブレインジムという技法にしっくりきたのかもしれません。

ブレインジムを創ったポール・デニソンは、「自然の中で遊ぶ時間の多い子どもたちにはブレインジムは必要ない。生活が便利になるにつれ、身体を忘れてパソコンやスマートフォンで四六時中ゲームに興じる子どもに、二次元的な視覚しか育たないことを心配している」と言います。便利になって、身体を忘れつつある時代の流れに求められて、ブレインジムという技法は生まれてきました。

大人も子どもも、個性が尊重され一芸に秀でていることを認めてもらえる場面をテレビなどで見聞きするたびに感心し、喜ばしいことだと思います。しかし、社会の縮図が表われる精神科にいると、来院する子どもたちには、人生の早い段階から身体を置き去りにした学習を求められていることが多く、同じ能力を求められる学校や家庭という現場は、子どもたちにとって、窮屈なものでしかない場合が多いようにも思います。教科書の暗記などを重視した学習を得意とする子どもは、そういう環境で自信を得て成長できますが、そうでない子は自信を持てないままでいることになるでしょう。逆に、教科書の勉強ばかりで身体を使った生活体験の少ない子は、問題が起きたときに、現実場面でどのように行動すべきか、混乱をきたすことになります。自分本来の才能や個性を発揮できないまま大人になって人生を終えるのは悲しいものです。大人になるということは、存在している社会に適応して生きていく必要もあり、社会の一員になるための教育と、個性を発揮できる教育の、相反する教育を同時に行なわねばならない先生たちも本当に大変ではないかと思います。

脳にはこういう矛盾した特徴があります。脳は個であると同時に繋がろうとします。意識は「同じ」であろうとし、身体感覚は「違い」に敏感だそうです。ブレインジムは、この二つの特徴を持つ脳をバランスよく活かしたいと考えます。ブレインジムというのは、あるがままの自分と出会い、それを人生に活かすプログラムであるとも言えます。

私は、精神科診療所で、人生の困難にぶつかって苦しんでいる人と出会うようになったときに、トラウマによって心がバラバラになった言語表出の難しい人に対して、言語に依らない支援方法を模索する必要が生じました。アートを使うことや身体を休めることは、医の神様と呼ばれるアスクレピオスのいた神話の時代からとても大切なことでした。

以上のようなことを考えながら、日本教育キネシオロジー協会ホームページのインストラクター紹介コーナーに、下記の文章を書きました。

「リビアのサハラ砂漠で見上げた、降るような星空は、言い尽くせないほどに美しかった。古代の人たちは、この星々を見上げて何を思い、何を祈ったのだろう。気の遠くなる過去に放たれ、今はすでに無くなっているかもしれない星の光を、数えることもままならない時を経た今この時に、この静まり返った空間で、ここにいる私が受け止めている。今はここに亡き人も、何億光年の光が届くその場ではホログラフィーのように存在している。その不思議な巡り合わせに体が震え、心が震え、涙が止まらなかった。人は星の巡りによってこの宇宙に存在しているにすぎないと感じられる広大な空間では、誰も孤独ではないと思えた」。自分は今ここに確かに存在して、たくさんの何かと繋がっているという身体感覚を、ブレインジムを通して感じて頂ければと切に願います。

この本に登場することを許可してくれ、学びをくれたクライエントの皆様に、原稿を気軽に引き受けてくれた執筆者の皆様に、またブレインジム掲載の承諾を得るために奔走してくださった協会理事の方がたに、声をかけてくれた農文協の編集者に、私の心を育んでくれた周囲の方がたに、心から感謝の意を表します。

五十嵐　郁代

著者略歴

五十嵐　郁代

広島大学医学部薬学科卒業。薬剤師・精神保健福祉士・心理士など資格取得。言語表現の困難なトラウマに、身体を活用するセラピーを模索してきた。ブレインジムインストラクター、TFT-RCT。EMDR、臨床動作法、他を学ぶ。身体にはいつも驚かされている。精神科心療所勤務。

五十嵐　善雄

昭和58年岩手医科大学卒業。山形大学精神科医局に入局後、二本松会上山病院に平成17年まで勤務。この間、昭和60年から平成元年まで北九州市立デイケアセンター坂口信貴先生のもとに内地留学。平成17年4月より霞城メンタルクリニック勤務。平成19年11月クリニック開業。

心の健康を育む　ブレインジム
自分と出会うための身体技法　　健康双書

2017年5月25日　第1刷発行

著　者　五十嵐　郁代
　　　　五十嵐　善雄

発行所　一般社団法人　農山漁村文化協会
〒107-8668　東京都港区赤坂7丁目6－1
電話　03(3585)1141(営業)　03(3585)1145(編集)
FAX　03(3585)3668　振替　00120-3-144478
URL　http://www.ruralnet.or.jp/

ISBN978-4-540-16158-2　DTP製作／(株)農文協プロダクション
〈検印廃止〉　印刷／(株)光陽メディア

製本／根本製本（株）
Printed in Japan　定価はカバーに表示
乱丁・落丁本はお取り替えいたします。